协和临床症状护理
思维导图

主 编 夏 莹 马芳芳
副主编 李 妍 蔡 晶 贺子夏 白 卉

中国协和医科大学出版社
北 京

图书在版编目（CIP）数据

协和临床症状护理思维导图 / 夏莹, 马芳芳主编. 北京：中国协和医科大学出版社, 2025. 5.
ISBN 978-7-5679-2658-5

Ⅰ. R47

中国国家版本馆CIP数据核字第2025AN9391号

主　　编　夏　莹　马芳芳
责任编辑　李元君　杨雪娇
封面设计　北京锋尚制版有限公司
责任校对　张　麓
责任印制　黄艳霞
出版发行　**中国协和医科大学出版社**
（北京市东城区东单三条9号　邮编100730　电话010-65260431）
网　　址　www.pumcp.com
印　　刷　三河市龙大印装有限公司
开　　本　710mm × 1000mm　1/16
印　　张　8
字　　数　255千字
版　　次　2025年5月第1版
印　　次　2025年5月第1次印刷
定　　价　79.00元

编者名单

病情变化	编者	热伊莱·艾买江	北京协和医院感染内科
	审阅	范洪伟	北京协和医院感染内科
转运途中突发病情变化	编者	董家旭	北京协和医院罕见病医学科
	审阅	须晋	北京协和医院罕见病医学科
误吸	编者	曾耀鑫	北京协和医院缓和医学中心
	审阅	杜铁宽	北京协和医院缓和医学中心
消化道出血	编者	尤丽丽	北京协和医院消化内科
	审阅	王　强	北京协和医院消化内科
猝死	编者	马　慧	北京协和医院血液内科
	审阅	常　龙	北京协和医院血液内科
输血反应	编者	郝祎文	北京协和医院内科ICU
	审阅	谢铃莉	北京协和医院内科ICU
输液过程中发生肺水肿	编者	孟　叶	北京协和医院呼吸与危重症医学科
	审阅	王　平	北京协和医院呼吸与危重症医学科
输液过程中发生空气栓塞	编者	白晨晓	北京协和医院风湿免疫科
	审阅	赵丽丹	北京协和医院风湿免疫科
药物不良反应	编者	朱雪清	北京协和医院心内科
	审阅	钱　浩	北京协和医院心内科
化疗药外渗	编者	夏京华	北京协和医院肾内科
	审阅	吴海婷	北京协和医院肾内科
化疗药溢出	编者	何　叶	北京协和医院心内科
	审阅	赖晋智	北京协和医院心内科

用药错误	编者	张　渼	北京协和医院内科ICU
	审阅	谢铃莉	北京协和医院内科ICU
跌倒（坠床）	编者	张　宇	北京协和医院老年医学科
	审阅	赵　霞	北京协和医院老年医学科
压力性损伤	编者	谢铃莉	北京协和医院内科ICU
	审阅	蔡　晶	北京协和医院内科ICU
自杀	编者	王嘉熙	北京协和医院消化内科
	审阅	徐　滔	北京协和医院消化内科
躁动	编者	曾开心	北京协和医院内分泌科
	审阅	朱惠娟	北京协和医院内分泌科
非计划拔管	编者	杨嘉琪	北京协和医院全科医学科
	审阅	焦　洋	北京协和医院全科医学科
氧气突然中断	编者	陈文昆	北京协和医院血液内科
	审阅	张艳彬	北京协和医院血液内科
停电	编者	李　鸥	北京协和医院内分泌科
	审阅	刘　巍	北京协和医院内分泌科
泛水	编者	马千惠	北京协和医院呼吸与危重症医学科
	审阅	赵　静	北京协和医院呼吸与危重症医学科
停水	编者	李彤昕	北京协和医院肾内科
	审阅	贺子夏	北京协和医院肾内科
信息系统突然瘫痪	编者	刘冰莲	北京协和医院感染内科
	审阅	刘　亚	北京协和医院感染内科
投诉与纠纷	编者	李洪娜	北京协和医院中医科
	审阅	宣　磊	北京协和医院中医科

发热	编者	李　冉	北京协和医院感染内科
	审阅	范洪伟	北京协和医院感染内科
水肿	编者	李彤昕	北京协和医院肾内科
	审阅	陈　罡	北京协和医院肾内科
贫血	编者	陈文昆	北京协和医院血液内科
	审阅	陈　苗	北京协和医院血液内科
出血倾向	编者	马　慧	北京协和医院血液内科
	审阅	朱铁楠	北京协和医院血液内科
咳嗽与咳痰	编者	孟　叶	北京协和医院呼吸与危重症医学科
	审阅	王　平	北京协和医院呼吸与危重症医学科
咯血	编者	李　梅	北京协和医院呼吸与危重症医学科
	审阅	赵　静	北京协和医院呼吸与危重症医学科
胸痛	编者	朱雪清	北京协和医院心内科
	审阅	钱　浩	北京协和医院心内科
呼吸困难	编者	何　叶	北京协和医院心内科
	审阅	赖晋智	北京协和医院心内科
心悸	编者	段雨芙	北京协和医院心内科
	审阅	杨　明	北京协和医院心内科
恶心与呕吐	编者	李　冉	北京协和医院消化内科
	审阅	杨莹韵	北京协和医院消化内科
呕血与便血	编者	王田田	北京协和医院消化内科
	审阅	王　强	北京协和医院消化内科
食欲缺乏	编者	李洪娜	北京协和医院中医科
	审阅	宣　磊	北京协和医院中医科

腹胀	编者	丁　璐	北京协和医院内科ICU
	审阅	江　伟	北京协和医院内科ICU
便秘	编者	张　宇	北京协和医院老年医学科
	审阅	朱鸣雷	北京协和医院老年医学科
多尿	编者	李芳芳	北京协和医院内分泌科
	审阅	刘　巍	北京协和医院内分泌科
疼痛	编者	曾耀鑫	北京协和医院缓和医学中心
	审阅	杜铁宽	北京协和医院缓和医学中心
意识障碍	编者	崔　爽	北京协和医院风湿免疫科
	审阅	周佳鑫	北京协和医院风湿免疫科
抽搐	编者	马　平	北京协和医院风湿免疫科
	审阅	赵丽丹	北京协和医院风湿免疫科
低血糖	编者	马琳琳	北京协和医院内分泌科
	审阅	朱惠娟	北京协和医院内分泌科
头晕	编者	张　琦	北京协和医院全科医学科
	审阅	徐　娜	北京协和医院全科医学科
皮肤瘙痒	编者	周　跃	北京协和医院肾内科
	审阅	吴海婷	北京协和医院肾内科
皮肤溃烂	编者	卢　敏	北京协和医院罕见病医学科
	审阅	须　晋	北京协和医院罕见病医学科

前言

随着医疗技术的日新月异，护理工作的核心地位在患者治疗与临床诊疗中越发凸显。作为医疗团队中的核心成员，护理人员不仅需要拥有扎实的专业知识和高超技能，更需具备细致入微的观察力和迅速应变的能力，以确保患者始终处于安全、舒适的环境之中。

为了推动护理领域迈向更高质量的发展，我们秉承创新引领、交叉融合、卓越发展的理念，精心编撰此书，旨在为广大护理工作者提供一本全面、实用的指导手册。本书内容广泛，涵盖了呼吸系统、心血管系统、消化系统、泌尿系统、神经系统、内分泌系统、肌肉骨骼系统等各个领域的常见临床症状的应急处理流程及护理措施。我们紧密结合临床实际，注重护理操作的规范性和安全性，确保各层级护理人员在面对各种临床症状时，都能迅速、准确地做出判断和处理，为患者提供卓越的护理服务。

同时，本书还特别关注了院内突发事件的应急处理流程，帮助护士在患者突发意外时能够迅速、准确地作出反应，确保患者能够得到及时、有效的救治。在本书编撰过程中，我们依据北京协和医院护理工作手册及最新指南，利用思维导图的形式，清晰、系统地梳理了相关护理内容，方便读者查阅和记忆。

此外，本书还特别强调了护理人文关怀的重要性，倡导在护理过程中注重人性化服务，提升护理质量。无论是对于新入职的护理人员，还是对于经验丰富的护理专家，本书都是一本不可或缺的参考资料。同时，本书也适合护理专业的学生将其作为临床工作补充教材和护理培训参考书。

在此，我们衷心感谢所有支持和鼓励本书编撰的同仁。希望这本书能够成为广大护理人员的得力助手，让他们在护理工作中更加自信、从容。同时，我们也期待本书能为患者的健康保驾护航，为医疗事业的繁荣发展贡献一份力量。

夏　莹

2024年9月

目录

应急篇

症状篇

应急篇

病情变化：包括原有症状、体征加重或缓解，出现新发症状、异常体征，生命体征不稳定、实验室结果出现危急值等。临床医护人员及时发现病情变化，采取积极有效的应对措施，不仅能有效减少由于病情变化所致的风险，更能为患者争取宝贵的抢救时间，帮助他们尽快获得必要的救治。护理策略包括通过对病情的观察，早期识别病情变化，将抢救关口前移；规范化制订抢救流程、统一管理抢救设备，以保障抢救快速有序实施；做好常用急救药物的准备、加强急救技术培训，从而为患者提供及时有效的抢救措施，保障患者的生命安全和健康。

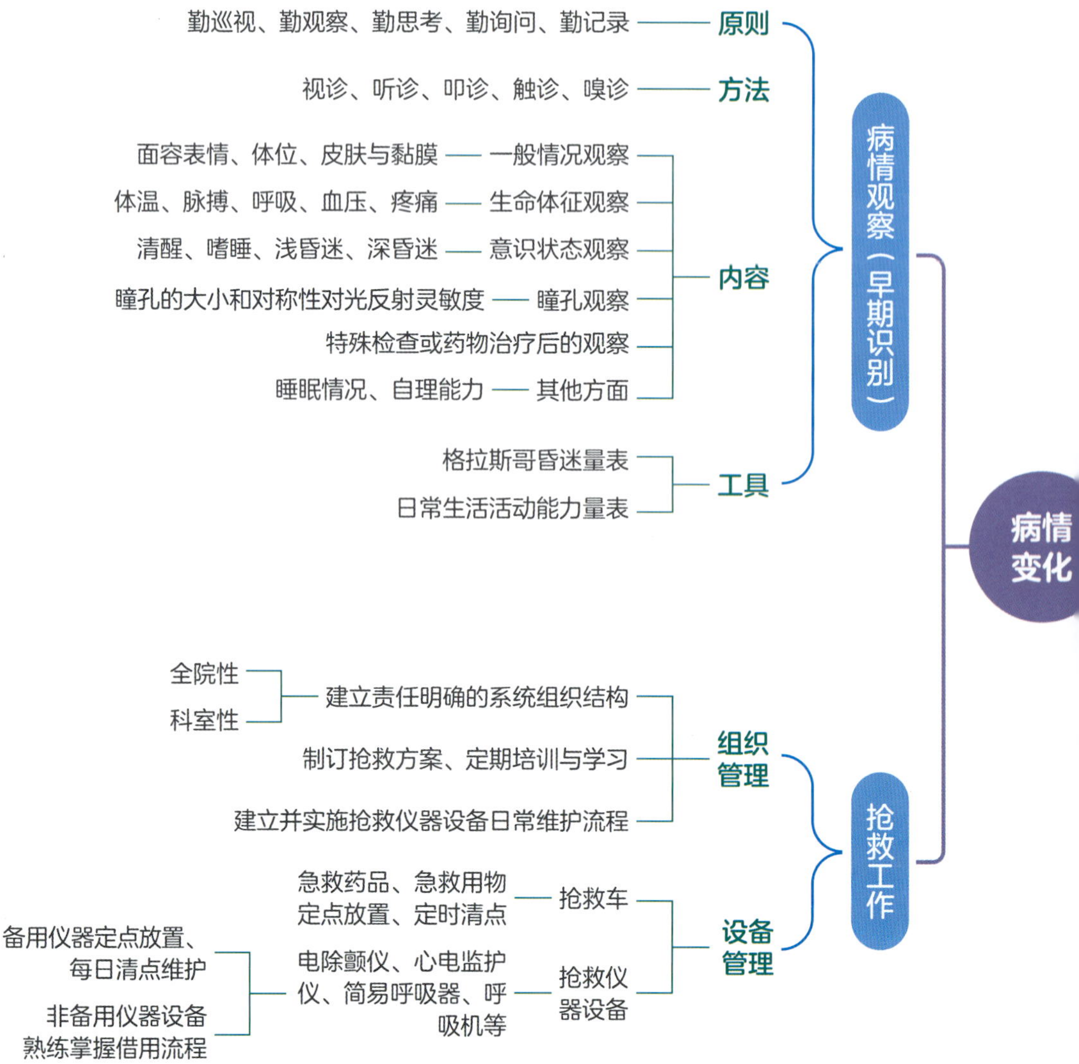

常规急救措施

- 开放气道、保持呼吸道通畅、根据氧合情况给予氧疗
- 建立静脉通路，遵医嘱用药
- 严密监测生命体征，观察病情变化
- 如果出现呼吸心搏骤停，立即进行心肺复苏及更高级生命支持

应急预案

- **目的** —— 为突然发生病情变化的患者提供快捷、安全、有效的护理措施，提高患者抢救成功率及护理质量
- **范围** —— 适用于各临床护理工作
- **工作内容**
  - 立即通知值班医生
  - 推抢救车、备抢救物品
  - 积极配合抢救、及时与家属沟通
  - 某些重大或重要人物抢救，及时报告院总值班、护理部、医务处
  - 密切观察病情变化，及时书写护理记录
  - 协助医生做好患者及家属安抚工作

常用急救药物

- **升压药** —— 去甲肾上腺素、多巴胺
- **抗心律失常药** —— 盐酸胺碘酮（可达龙）
- **强心剂** —— 去乙酰毛花苷丙（西地兰）
- **血管扩张药** —— 硝酸甘油
- **止血药** —— 垂体后叶激素、思他宁
- **镇痛、镇静** —— 力月西、吗啡、丙泊酚
- **抗过敏** —— 异丙嗪、地塞米松
- **抗惊厥** —— 地西泮（安定）
- **脱水利尿** —— 20%甘露醇、呋塞米（速尿）

- 病情变化
  - 常用急救技术—心肺复苏
    - 评估环境
      - 现场安全
    - 判断意识、脉搏、呼吸
      - 双手轻拍患者，大声呼唤
      - 解开患者衣领，充分暴露胸廓，右手示指及中指放于喉结旁开2cm，侧身用耳听患者有无呼吸，胸廓切线方向观察胸部有无起伏
    - 评价复苏效果
      - 反复5个循环，再次判断患者颈动脉搏动及呼吸；检查患者瞳孔、口唇、甲床
    - 高级生命支持
      - 药物治疗
        - 使用肾上腺素等药物治疗
      - 非药物治疗
        - 保持呼吸道通畅、循环支持、心电监护
    - 安置患者
      - 舒适体位、解释操作、记录抢救经过

常用急救技术-心肺复苏（续）

- **基础生命支持**
  - 安置体位 —— 使患者平躺于坚实的平面上，去枕、头后仰，解开衣领腰带
  - C：人工循环
    - 按压部位 —— 胸骨中下1/3交界处
    - 按压频率 —— 100～120次/分
    - 按压深度 —— 5～6cm
    - 按压与放松比 —— 1：1
  - A：气道通畅 —— 仰头提颏法、仰头提颈法、双下颌上提法
  - B：人工呼吸
    - 简易呼吸器人工通气
    - 胸外心脏按压与人工通气之比为30：2
  - 其他：气管插管
    - 目的
      - 将导管经口腔或鼻腔插入气管内，保持呼吸道通畅，促进气体交换
      - 利于及时清除呼吸道分泌物
      - 为机械辅助呼吸、加压给氧及气管内给药提供条件
    - 插入深度
      - 成人（距门齿）
        - 男：22～24cm
        - 女：21～23cm
      - 儿童 —— 导管内径的3倍
    - 气囊压力 —— 25～30cmH_2O
    - 护理措施
      - 病情观察、注意气道分泌物、胸腹部体征
      - 吸痰护理，严格无菌、预防感染
      - 气道湿化、气囊护理
      - 管路护理
        - “H”加强固定法
        - 交叉固定法

转运途中突发病情变化：任何患者在转运途中都可能突发病情变化，尤其是存在循环功能障碍、呼吸功能障碍、神经系统疾病的患者。在转运前需根据患者的病情特征及临床实践等情况，从患者的生命体征、意识状态、呼吸支持、循环支持、主要临床问题及转运时间六方面评估转运的分级及所需配备的人员和装备，以实现资源优化、安全转运。转运途中的观察和护理要点包括医护人员的站位、患者的生命体征、主诉、体位、管路固定及连接情况等。如突发病情变化，经评估后应立即给予及时有效的治疗或抢救措施。

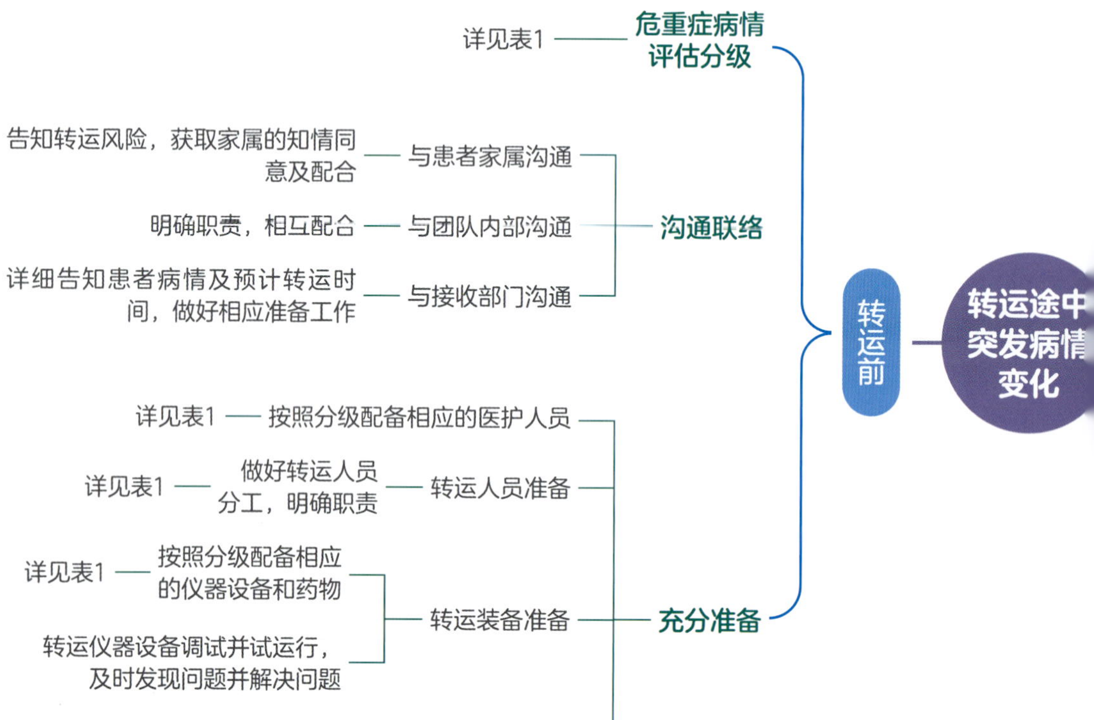

转运中

- **观察和护理要点**
  - 医护人员站位
    - 护士应站在患者的头侧，密切观察患者的生命体征和病情变化，听取患者主诉
  - 特殊患者
    - 外伤及骨折的患者
      - 应观察伤口包扎、敷料渗透情况
    - 颅脑损伤昏迷的患者
      - 保持颈托的正确佩戴
      - 转运前应尽量去除引发颅内压增高的因素
      - 转运时应采取平卧位，头偏向一侧，防止患者误吸
  - 注意事项
    - 避免剧烈震荡
    - 上下坡时保持头高足低位
  - 观察要点
    - 患者的胸廓起伏、神志、面色、有无躁动
    - 气管插管与呼吸机的连接管是否完好
    - 各种引流管是否通畅，有无脱管、堵管的情况
- **异常情况处理**
  - 应立即报告医生，遵医嘱给予相关处理
    - Ⅰ级
      - 就地抢救
        - 必要时立即将患者送入途中最近的医疗单元实施急救
    - Ⅱ级
      - 进行初步处理后，如病情平稳可继续转运，否则须尽快返回病室抢救
    - Ⅲ级
      - 须尽快返回病室处理
  - 突发呼吸心搏骤停时，立即就地抢救，同时呼叫他人协助，做好记录
    - 及时通知病房主管医生、护士长
      - 必要时报告医务处、护理部及院总值班
    - 做好转运中的记录
      - 患者各项检测指标数值、意识状态、检查或治疗期间情况及转运过程中发生意外的救治等
    - 协助医生通知患者家属
      - 如医护抢救工作紧张可通知住院处，由住院处通知家属

表1　转运分级标准及转运装备、人员配备标准

	项目	Ⅰ级	Ⅱ级	Ⅲ级
转运分级评估项目	生命体征情况	在生命支持条件下，生命体征不平稳	在生命支持条件下，生命体征相对平稳	无须生命支持条件下，生命体征尚平稳
	意识状态（GCS评分）	昏迷，GCS评分＜9分	轻度昏迷，GCS评分9～12分	GCS评分＞12分
	呼吸支持情况	人工气道，呼吸支持条件高，PEEP≥8cmH_2O，FiO_2≥60%	人工气道，呼吸支持条件不高，PEEP＜8cmH_2O，FiO_2＜60%	无人工气道，可自主咳痰
	循环支持情况	泵入2种及以上血管活性药物	泵入1种及以上血管活性药物	无须血管活性药物
	临床主要问题	急性心肌梗死、严重心律失常、严重呼吸困难、反复抽搐、致命创伤、夹层、主动脉瘤等	有以下症状或诊断：ECG怀疑心肌梗死、非COPD患者SaO_2：＜90%、外科急腹症、剧烈头痛、严重骨折、持续高热等	慢性病症
	转运时间	≥20分钟	10分钟≤转运时间＜20分钟	＜10分钟

注：前五项为主要评估项目，依据五项中的最高级别进行分级；转运时间为次要指标，可依据实际情况进行相应调整。

转运人员配备标准	医生	急诊工作时间≥2年； 急诊住院医师培训1阶段第三年； 掌握急救技能：胸外按压、气管插管、除颤、电复律	急诊工作时间≥2年； 急诊住院医师培训1阶段第二年； 掌握基本急救技能	急诊工作时间≥1年； 急诊住院医师培训1阶段第一年； 掌握基本急救技能
	护士	N3能级护士； 取得急诊专科护士证书； 熟练使用抢救仪器	N2能级护士； 熟练使用抢救仪器	N1能级护士； 基本使用抢救仪器
转运装备配备标准	仪器设备	氧气2瓶、转运监护仪、转运呼吸机或PEEP简易呼吸器、口咽气道、微量泵2个、AED除颤仪、便携式吸痰器、插管用物、穿刺用物	氧气1瓶、转运监护仪、简易呼吸器、口咽气道、微量泵1个、AED除颤仪（必要时）、穿刺用物	氧气1瓶、指氧仪、简易呼吸器（必要时）、穿刺用物
	药品	肾上腺素、多巴胺、胺碘酮、咪达唑仑、利多卡因、阿托品、生理盐水	肾上腺素、咪达唑仑、生理盐水	生理盐水

注：以上分级标准为推荐配备标准，各医院可根据自身实际情况按照推荐原则进行调整。

表2　转运患者准备

序号	患者准备详细内容
1	责任护士应评估患者的焦虑及疼痛程度，适当应用镇静药物
2	为防止患者发生气管插管位移，对于有气管插管或气管切开的患者，应检查人工气道的固定，必要时加固原有的固定以防运送过程中不慎将插管滑脱。对于脑外伤需转运的患者，转运前应尽量去除增加颅内压的因素。转运前吸净痰液，控制烦躁，转运中给予抬高床头、妥善约束等
3	对于昏迷患者应确保气道通畅，备口咽通气管及人工呼吸皮囊，携带气管插管用物
4	在转运前应确保患者的异常血气等指标已得到处理。如严重的酸中毒未能纠正，会影响到转运过程中的通气
5	一些紧急情况如患者需气管插管，存在气胸等，应先处置后再转运
6	失血患者应有两路以上静脉留置通路。如有配血，可先提取备用
7	评估静脉用药，保证运送过程中有足够的备药
8	检查静脉通路是否通畅，检查各连接处是否紧密。将有创测压通路置于显眼处，以显著标记标明血管活性药物
9	尽量以整床转运，以避免多次搬动造成管道脱开等
10	转运仪器需固定在转运床上
11	转运前对原发疾病需有针对性的处理，必须控制其原发病发作并预防复发。如颅内高压患者需经适当处理使颅内压降至正常水平后方能转运，肠梗阻和机械通气的患者需要安置鼻胃管，转运时间较长或使用利尿剂的患者，转运前需要安置尿管等
12	检查各引流管、胸管、胃管等固定情况，清空尿袋
13	记录转运前生命体征，以与转运过程中的变化进行对照
14	出发前按照转运分级再次评估病情（主要包括生命体征、意识、呼吸及循环情况等），尽量在患者病情稳定的情况下转运

误吸：是指在进食、饮水或进行其他口腔活动时，非自愿地、意外地将食物、液体或其他异物吸入呼吸道的过程。这种情况可发生在任何年龄段，但儿童、老年人及存在吞咽功能障碍的人群更容易受到影响。误吸可能导致严重的呼吸道问题，包括窒息、肺炎等，因此预防误吸至关重要。护理对策包括保持良好的进食姿势、细嚼慢咽、避免在进食时说话或大笑等，可以有效降低误吸的风险。

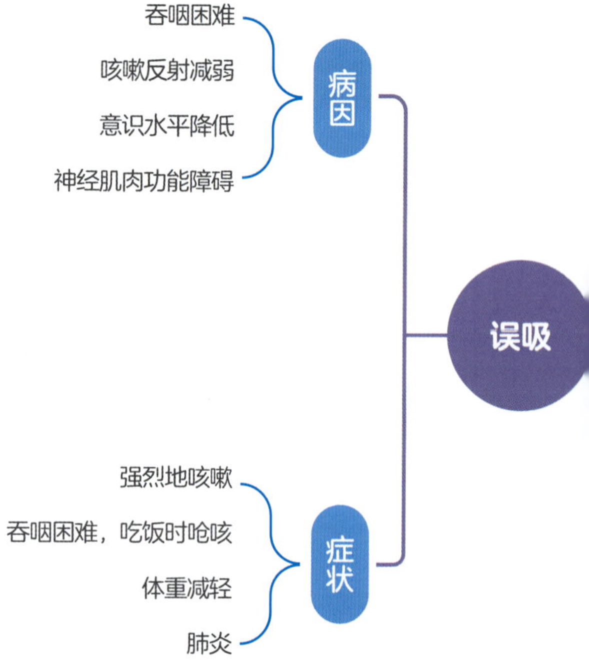

- **应急处理步骤**
  - **评估患者状况**
    - 迅速评估患者的意识水平和呼吸状况
    - 检查是否有明显的气道阻塞迹象
  - **基本生命支持（BLS）**
    - 如患者意识不清或显示出窒息迹象，立即实施基本生命支持
    - 包括开放气道、进行胸外按压和必要时进行人工呼吸
  - **高级生命支持（ALS）**
    - 如果基本生命支持措施无效，且患者呼吸或循环停止，需要进行高级生命支持
    - 包括插管和机械通气
    - 评估并治疗潜在的原因，如心脏问题或严重的感染
  - **呼叫团队帮助**
    - 在患者出现严重的窒息或心搏停止时，应立即召集紧急医疗团队
  - **持续监测和支持**
    - 监测生命体征、血气分析和其他必要的医学评估，以确保没有进一步的并发症
  - **事件后总结**
    - 在处理完紧急情况后，应评估此次事件的原因
- **长期管理和监测**
  - **监测患者的呼吸、意识和心率变化**
  - **定期评估患者的吞咽能力和需求**
    - 特别是神经肌肉功能受损的患者
    - 吞咽功能训练
      - 如吸吮训练、咽喉抬高训练、呼吸训练、咳嗽训练、空吞咽训练等，20分钟/次
  - **教育患者和护理人员有关预防误吸的策略**
    - 如进食姿势和食物调整
  - **进食前干预**
    - 针对咳嗽、咳痰较多者，进食前可促进咳嗽、咳痰
  - **进食时干预**
    - 进食期间，环境不宜过于吵闹，减少环境中能够分散注意力的因素、停止护理活动，患者避免和其他人交流
    - 进食时取坐位，头稍向前，抬高床头30°～50°，头下垫枕使头部前屈
    - 咀嚼能力差者，给予流食、半流食、柔软匀质、糊状不易松散的食物
    - 细嚼慢咽，少量进食，吃完一口后再吃另一口，切忌狼吞虎咽
  - **进食后干预**
    - 进食后，保持坐位30分钟，禁止患者平卧

消化道出血：是指从食管到肛门之间的消化道发生出血。上消化道出血是指屈氏韧带以上的消化道，包括食管、胃、十二指肠和胰、胆等病变引起的出血；下消化道出血是指近期发作的屈氏韧带远端消化道失血。其发生病因多样，常见病因有消化道溃疡、重度胃炎或十二指肠炎、胃癌或贲门黏膜撕裂、门脉高压引发的食管静脉曲张、肛门直肠疾病等。消化道出血可带来严重的临床问题，如呕血、黑便或便血等，重者伴有贫血及血容量减少，甚至休克，危及生命。护理措施包括防止误吸，评估患者的意识状态和生命体征，初步判断出血部位及出血量，并给予鼻导管吸氧和心电监护，建立两条静脉通路，对于意识丧失、呼吸停止及大动脉搏动不能触及的患者应立即开始心肺复苏，通知值班医生，积极配合抢救。

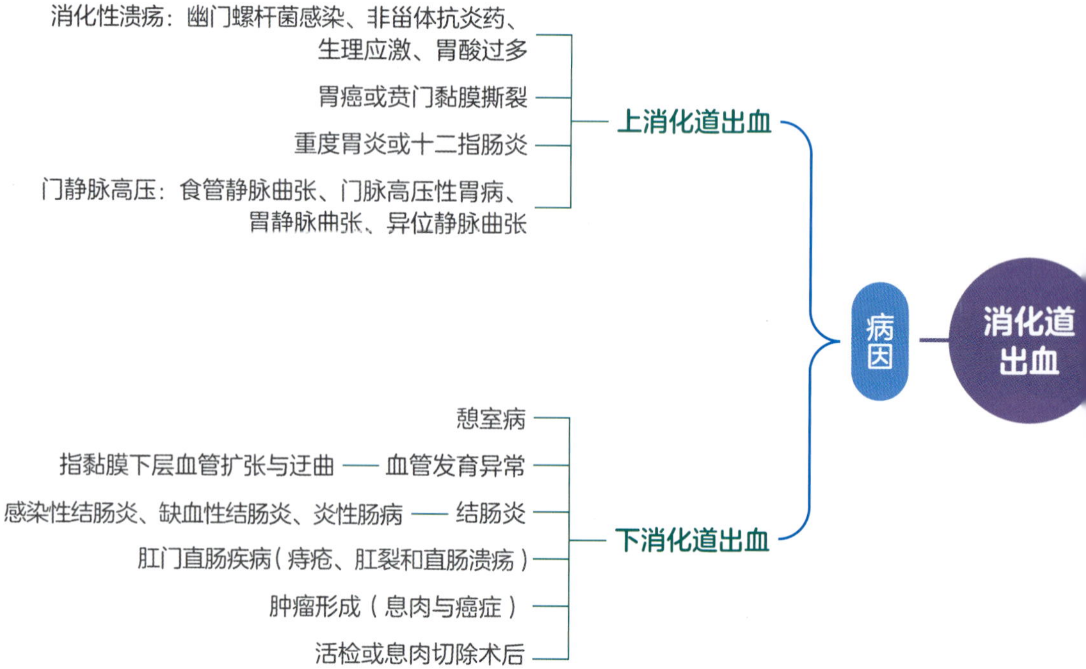

- **临床表现**
  - **呕血**
    - 是上消化道出血的特征性表现
    - 出血部位在幽门附近，出血量大者常有呕血；出血速度慢呈棕褐色或咖啡色；短期出血量大则为鲜血或有血块
  - **黑便**
    - 多见于上消化道出血
    - 呈柏油样，黏稠而发亮
  - **便血**
    - 多为下消化道出血的临床表现
  - **失血性周围循环衰竭**
    - 其程度轻重因出血量大小和失血速度快慢而异，患者可出现出血、头晕、心悸、乏力、出汗、口渴、晕厥等一系列组织缺血的表现
  - **发热**
    - 大量出血后，多数患者在24小时内出现发热，一般不超过38.5℃，可持续3～5天
- **诊断**
  - **注意鉴别诊断**
    - 呕血与咯血（呼吸道出血）的鉴别
    - 鉴别口、鼻、咽喉部出血时，吞下血液引起的呕血与黑便
    - 排除进食引起的粪便变黑，如服用骨炭、铁剂、泌剂和某些中药或进食禽畜血液
    - 及时发现出血，部分患者出血速度快，可先出现急性周围循环衰竭而未见呕血与黑便
  - **既往史**
    - 应询问患者既往的消化道出血发作情况，还应回顾患者的既往病史，以识别潜在出血灶及可能影响后续处理的共存疾病
  - **用药史**
    - 容易诱发消化性溃疡的药物，如阿司匹林及其他非甾体抗炎药，包括COX-2抑制剂
    - 与药物性食管炎相关的药物
    - 增加出血风险的药物，如抗凝剂和抗血小板药物
    - 与消化道出血相关的药物，包括选择性5-羟色胺再摄取抑制剂、钙通道阻滞剂和醛固酮拮抗剂。
  - **出血程度的评估和周围循环状态的判断**
    - ＞5ml —— 粪便潜血实验阳性
    - ＞50ml —— 可出现黑便
    - ＞250ml —— 胃内积血量可引起呕血
    - ＜400ml —— 因轻度血容量减少可由组织液及脾脏贮血所补充，多不引起全身症状
    - ＞400ml —— 可出现头晕、心悸、乏力
    - ＞1000ml —— 可有休克表现

消化道出血

- 辅助检查
  - 实验室检查
    - 急性失血性贫血
      - 血红蛋白浓度、红细胞计数与血细胞比容无明显变化
    - 出血后
      - 3～4小时
        - 因组织液渗入血管内，使血液稀释才出现失血性贫血的血象改变
      - 24～72小时
        - 网织红细胞增高，出血停止后逐渐降至正常，如出血不止，则持续升高
  - 上消化道出血诊断性检查
    - 上消化道内镜
      - 是上消化道出血定位、定性诊断的首选检查方法
    - 其他诊断性检查
      - CT血管造影和血管造影
  - 下消化道出血诊断性检查
    - 结肠镜检查
      - 对于血流动力学稳定的下消化道出血患者，结肠镜是首选的诊断性检查
    - 影像学检查
      - CT血管造影
        - 对于血流动力学受影响的持续便血患者，初始诊断性检查首选CT血管造影
      - 血管造影
        - 通常仅用于因重度出血伴血流动力学不稳定而无法行内镜检查的患者
      - 放射性核素成像
        - 是检测消化道出血最敏感的影像学检查
- 治疗
  - 血流动力学不稳定的患者
    - 建立静脉通路
    - 液体复苏
      - 静脉补液（如30分钟输注生理盐水或乳酸林格氏液500ml）
    - 输血
      - 以血流动力学参数为指导
    - 药物治疗
      - 如质子泵抑制剂
    - 内镜操作
  - 有效补充血容量标准
    - 四肢末端由湿冷、青紫转为温暖、红润
    - 脉搏及血压正常
    - 意识恢复
    - 尿量增加

- 治疗（续）
  - 止血
    - 上消化道
      - 非静脉曲张性出血
        - 抑制胃酸分泌药 — H_2受体拮抗剂或质子泵阻断药
        - 内镜下止血 — 用于有活动性出血或暴露血管的溃疡，治疗方法包括激光光凝、高频电凝，微波、热探头止血
        - 介入治疗 — 少数不能进行内镜止血或手术治疗的严重大出血患者，可经选择性肠系膜动脉造影寻找出血病灶，给予血管栓塞治疗
        - 手术治疗
      - 静脉曲张性出血
        - 本病往往出血量大，出血速度快，再出血率和死亡率高
        - 内镜下止血
          - 硬化剂注射止血术
          - 食管曲张静脉套扎术
        - 手术治疗 — 食管-胃底静脉曲张破裂大出血内科治疗无效时，可考虑外科手术或经颈静脉肝内门体静脉分流术
        - 药物止血
          - 血管升压素
          - 生长抑素
        - 经颈内静脉肝内门体分流术（TIPS）
    - 下消化道
      - 内镜治疗 — 血流动力学稳定患者
      - 血管造影 — 血流动力学不稳定或内镜治疗失败
      - 手术干预 — 难治性出血

- 消化道出血
  - 治疗（续）
    - 消化道大出血的紧急处理
  - 健康宣教

- 发现患者发生大出血，保持呼吸道通畅，头偏向一侧，防止呕吐物误吸
- 评估患者的意识状态，生命体征，初步判断出血部位及出血量，并给予鼻导管吸氧和心电监护，对于意识丧失、呼吸停止及大动脉搏动不能触及的患者应立即开始心肺复苏
- 立即通知值班医生，备好抢救车、负压吸引器、简易呼吸器等抢救设备，积极配合抢救
- 建立两条静脉通路（选择粗大血管）
- 严密监测患者的心率、血压、呼吸和神志变化
- 准确记录出入量，加强巡视和病情观察，认真做好护理记录和交接班
- 做好心理护理，关心安慰患者及家属

- 减少食用刺激性食物，如辛辣、油炸食品，避免酗酒和过热食物
- 定期复诊，及时关注病情变化，遵医嘱服药并定期复查
- 严重呕血或明显出血时，必须禁食，24小时后如不继续出血，可给少量温热、易消化的流质食物，再向流质、半流质、软食过渡

猝死：是指外表健康或非预期死亡的人在内因或无外因作用下，突然和意外地发生非暴力性死亡。猝死可发生于任意年龄，包括婴儿、儿童、青少年、青壮年、老年人。猝死病因可分为心源性和非心源性，不良的生活方式和剧烈运动是猝死的高危因素。猝死的典型症状为突发的意识丧失，多数患者猝死前并没有预警症状。及时有效的心肺复苏和电除颤能够帮助患者恢复自主循环；复苏后治疗，如循环支持和亚低温治疗能够改善脑损伤。护理人员在发现猝死的第一时间应迅速启动应急预案，并及时做好抢救工作，把握猝死抢救黄金时间。

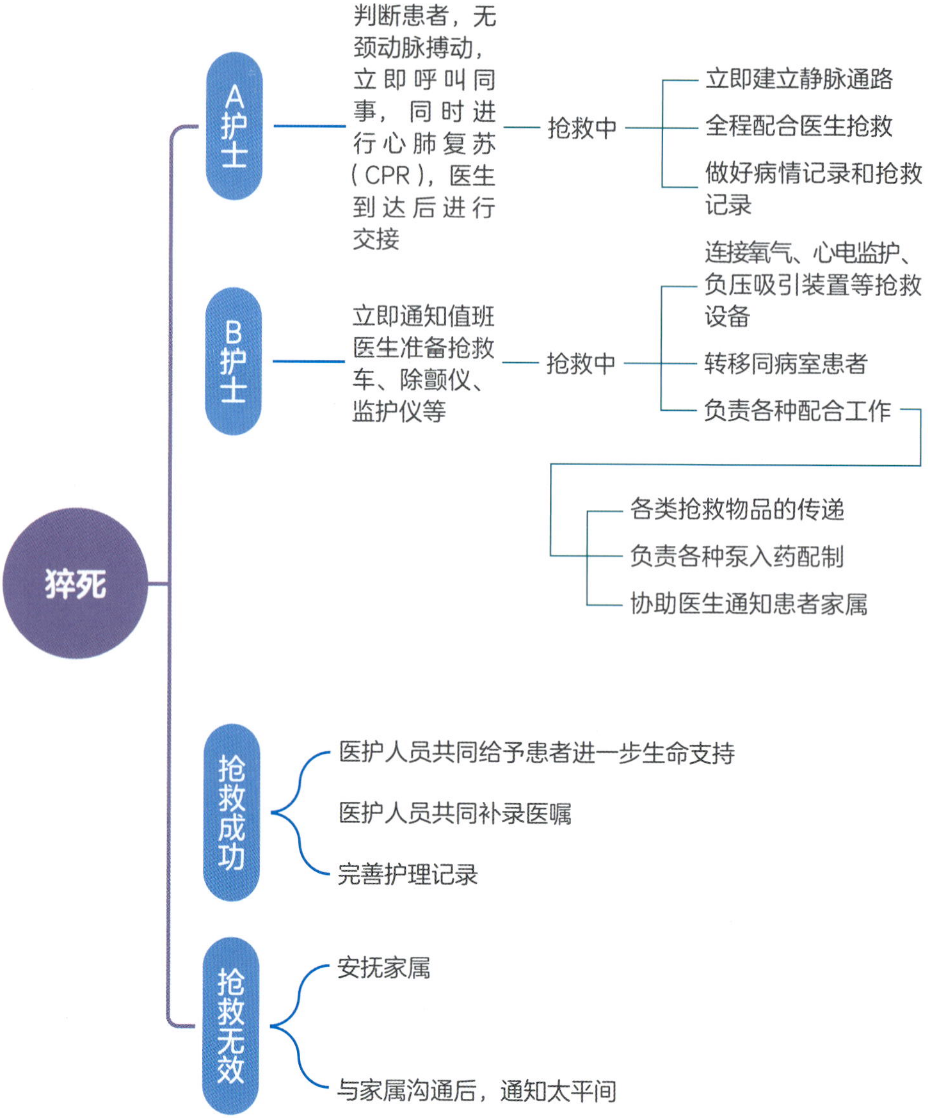

输血反应：是指致敏或致炎因素通过血液制品输入机体后，直接或反射地引起全身毛细血管痉挛，从而导致微循环障碍的一系列表现。较为常见且严重的是发热和过敏反应。如果能严格掌握输血指征，遵守输血操作规程，大部分输血不良反应可以预防。因此，在输血操作过程中要严格查对，做好抗过敏准备。当发生输血反应时，应立即给予处置包括暂停输血、减慢输血速度、建立静脉通路等。反应发生后要及时逐级上报并溯源，以减少后续不良事件的发生。

输血反应

- **上报流程**
  - 24小时内电话逐级报告护士长、总护士长、护理部，48小时内在HIS系统提交报告
  - 护理不良事件从HIS系统的“护理病历”进入“护理上报”中的相应报告单填报
  - 护理不良事件报告单，要认真逐项填写，不能漏项，护士长确认审核后方可提交
  - 护士长根据患者情况及事情发展，采取措施及时进行追踪评价，并将评价内容填写在HIS系统内的追踪评价表中
  - 总护士长待护士长评价后给予批复。护理部接到护理不良事件上报后，给予审核及追踪
  - 患者转科后，转入科室要查询上一科室是否发生护理不良事件，对带入的护理不良事件需继续填写追踪评价内容
  - 设立“护理不良事件和安全隐患报告”文件夹，每月统计发生件数，将护理不良事件报告单及追踪评价表妥善存档
- **预防措施**
  - 输血前必须进行交叉配血试验，严格血型检查
  - 输血前30分钟预防性给予抗组胺药物
  - 输血开始前严格进行“三查八对”；曾经有不明原因输血后血管内溶血的患者，应筛查少见血型抗原的抗体
  - 老年、儿童患者、长期慢性贫血患者、有心血管基础疾病的患者都应减慢输血速度
  - 反复定期输血患者或者曾有两次以上输血相关的非溶血性发热反应者，应减慢输血速度（每单位红细胞3～4小时，浓缩血小板每袋2小时），并且可在输血前60分钟预防性给予退热药物，但如果有血小板减少，应避免使用阿司匹林。如果条件允许，可采用去除白细胞或过滤的红细胞和血小板
  - 加强消毒，输血前的细菌检测，血制品病原体的灭活，采血技术的改进

肺水肿：是由肺内或肺外疾病导致肺液体循环漏出和吸收不平衡，引起肺毛细血管外液体的异常积聚，从而造成肺通气与换气功能严重障碍的临床综合征。输液过程中发生的肺水肿一般是输液过量引起肺毛细血管压力增加造成。表现有咳嗽、气短、呼吸困难、血压先升高后下降，心率明显加快，血氧饱和度下降，咳白色或粉红色泡沫样痰，肺底满布细湿啰音等。肺水肿如不能及时处理，死亡率较高。护理对策包括立即停止输液，立即通知值班医生进行紧急处理。将患者置端坐位，双下肢下垂，以减少回心血量，减轻心脏负担，缓解患者症状。

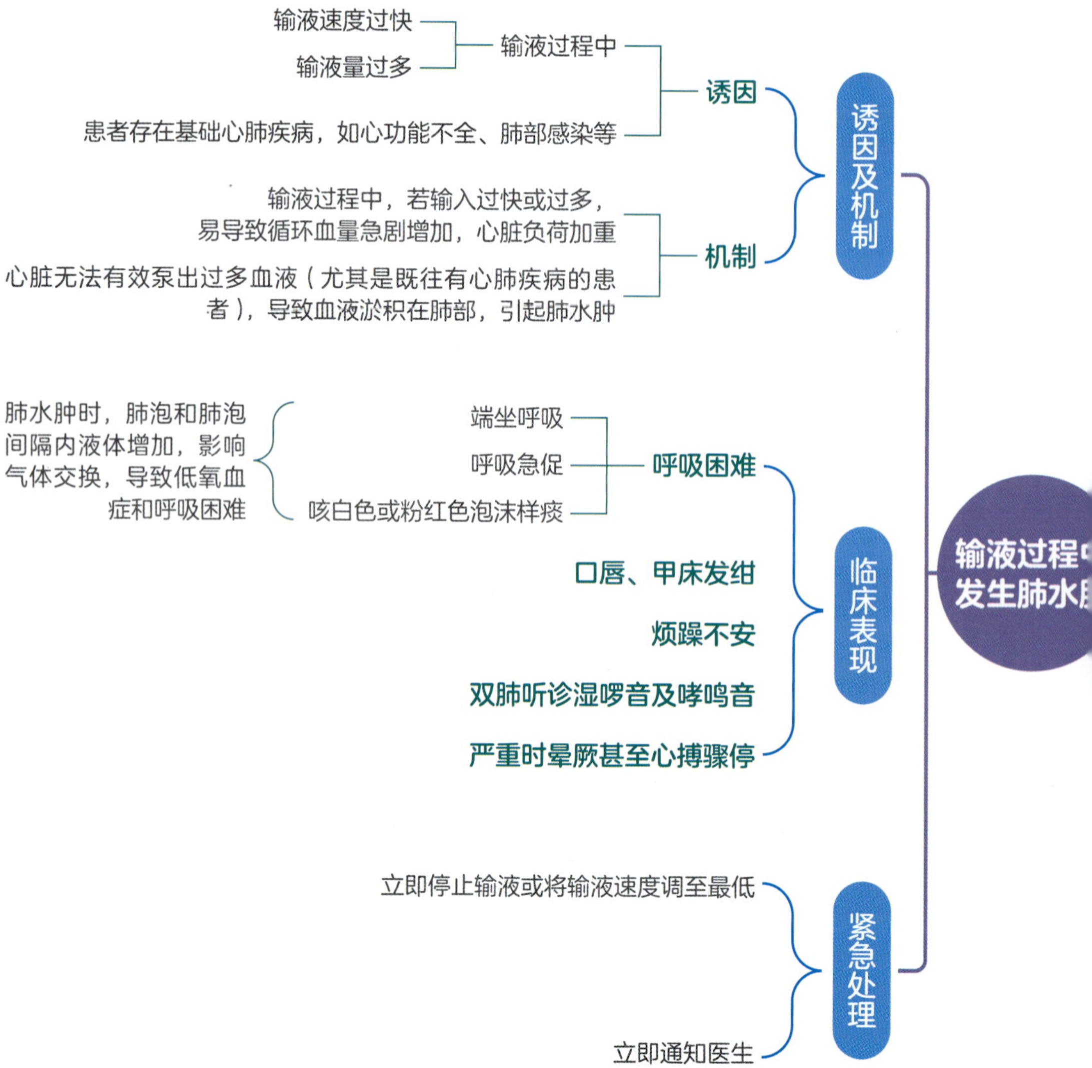

- **抢救**
  - **体位调整** —— 将患者置于端坐位 —— 双下肢下垂，以减少回心血量、减轻心脏负担
  - **病情监测** —— 遵医嘱予床旁心电监护，密切观察患者生命体征
  - **氧疗与呼吸支持** —— 根据缺氧程度选择合适氧疗
  - **药物治疗** —— 遵医嘱给予镇静剂、利尿剂或抗过敏药物（若为过敏反应引起的肺水肿）等
  - **心理支持** —— 安抚患者，缓解其紧张情绪
- **护理**
  - 加强巡视，密切观察患者的神志、心率、心律、呼吸、血压及尿量
  - 详细记录患者病情变化及抢救经过
  - 分析患者出现肺水肿的原因，识别并纠正输液过程中存在的潜在问题
  - 做好交接班
  - 与患者家属交代病情，缓解其焦虑情绪

空气栓塞：是指输液过程中气体经过输液器、注射器等静脉用药工具进入机体静脉，直至心脏，引起血液循环障碍的现象。输液过程中引起空气栓塞的原因多样，包括输液导管内空气未排尽、穿刺点密封不严密、液体输注完毕未及时换药或拔针等。轻度空气栓塞可引起患者胸部不适、头晕、恶心等症状，一般经过休息或吸氧后症状可缓解；严重的空气栓塞可引起胸痛、呼吸困难，甚至休克、死亡。输液过程中的空气栓塞一般可通过规范的静脉输液操作避免，如发生严重空气栓塞，需立即关闭输液器，使患者保持左侧头低足高位，遵医嘱予以吸氧，配合医生进行抢救。

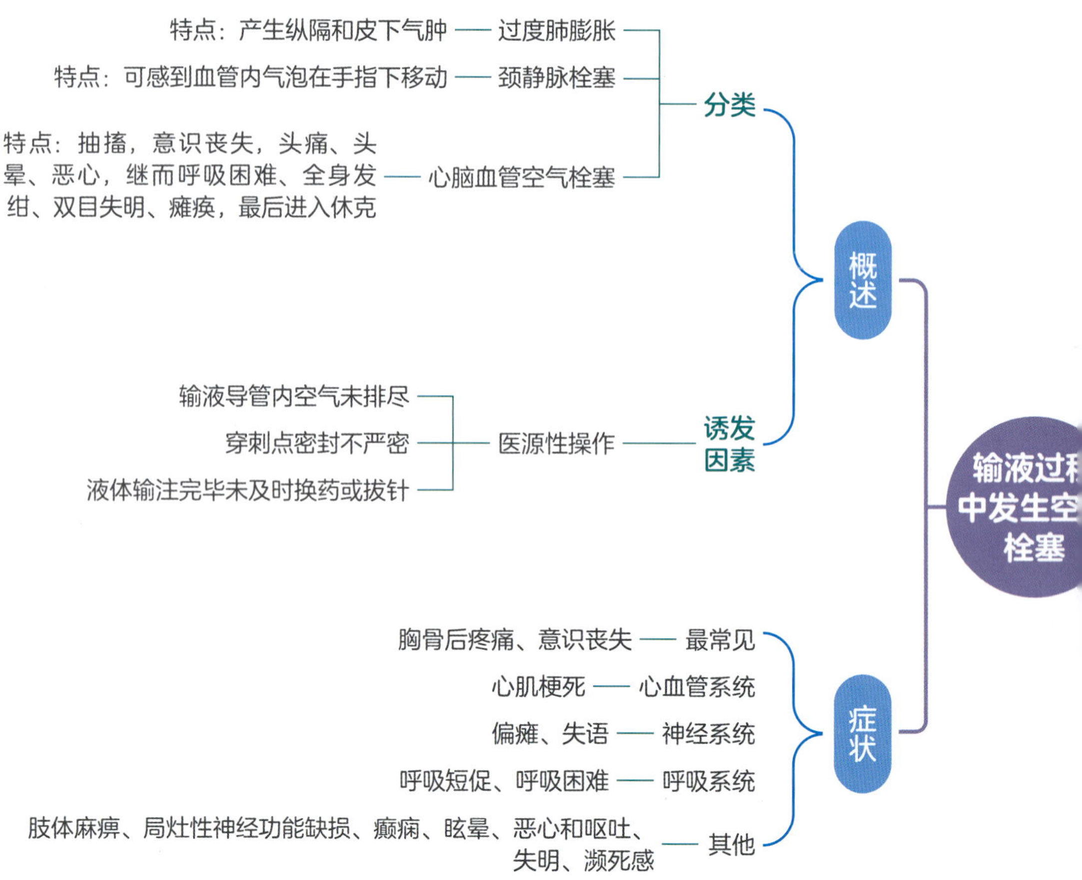

- 体征
  - 心前区响亮的“水泡声”
- 检查
  - 心电图呈心肌缺血和急性肺心病表现
  - 心前区闻及响亮的“水泡声”
- 预防
  - 输液前认真检查输液器的质量，排尽输液导管内的空气
  - 输液过程中加强巡视，及时添加药液或更换输液瓶，输液完毕及时拔针
- 处理
  - 解除进气因素——立即关闭输液器，排空输液器内残余空气或更换输液器
  - 体位——将患者置左侧头低足高位
  - 立即给氧，高流量氧气吸入，提高患者的血氧浓度，纠正缺氧状态
  - 报告值班医生，并进行紧急处理
  - 准备抢救用物——监护仪、抢救药物及仪器设备等
  - 密切观察患者病情变化，病情危重时，配合医生抢救，认真记录病情变化及抢救经过，做好交接班

药物不良反应：是指患者在正常用法用量使用药物的情况下出现的与用药目的无关或意外的有害反应。引起药物不良反应的原因较多，如药物中所含的多种化学成分、患者机体敏感度较高等。常见的药物不良反应以恶心、呕吐、皮疹、腹泻等轻度不适症状为主，但部分患者可能会引起过敏，严重者会发生过敏性休克，严重影响患者的生命安全。护理对策包括用药前评估患者的过敏史，用药过程中加强巡视，一旦发现患者出现不良反应应立即停药，通知医生，遵医嘱予相应处理，严重者应立即抢救，同时做好记录与上报。

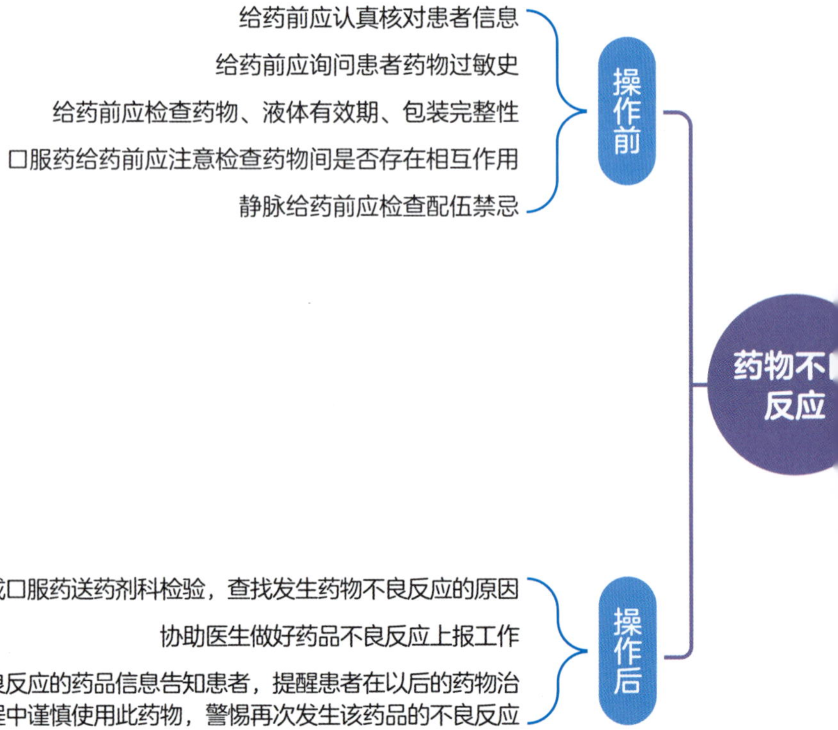

- 操作中
  - 患者在药物治疗过程中，护士应加强巡视
  - 静脉给药过程中一旦发现患者出现药物不良反应时，应将残余药液及输液器妥善保存
  - 立即停药，更换输液器管路
  - 立即报告值班医生和护士长，同时遵医嘱给予相应处理
    - 如对症处理后患者生命体征稳定，密切监测患者病情变化
    - 如对症处理后患者生命体征不稳定，应快速建立生理盐水静脉通路，必要时行心肺复苏
    - 准确记录患者发生药物反应的经过、生命体征、一般情况
    - 若行抢救，则应准确记录患者治疗抢救过程

化疗药外渗：是指在输注化疗药物过程中，由于各种原因造成药物渗漏至静脉管腔以外的周围组织，而不是进入正常的血管通路。化疗是目前临床治疗恶性肿瘤的普遍且重要的途径之一，但由于化疗药物多具有较大的毒性、较高的渗透压、较强的酸性或碱性，输注过程中很容易损伤血管而造成药物外渗。化疗药物从血管渗漏到周围组织，或给药时意外注射到组织内，会引起人体组织损伤、糜烂、坏死，甚至肢体功能受损，形成永久性损伤，严重者需要外科清创或皮瓣移植治疗。规范化地进行化疗药物外渗的预防和处理，可以减少化疗药物外渗的发生，减轻化疗药物外渗损伤，提高患者生活质量。

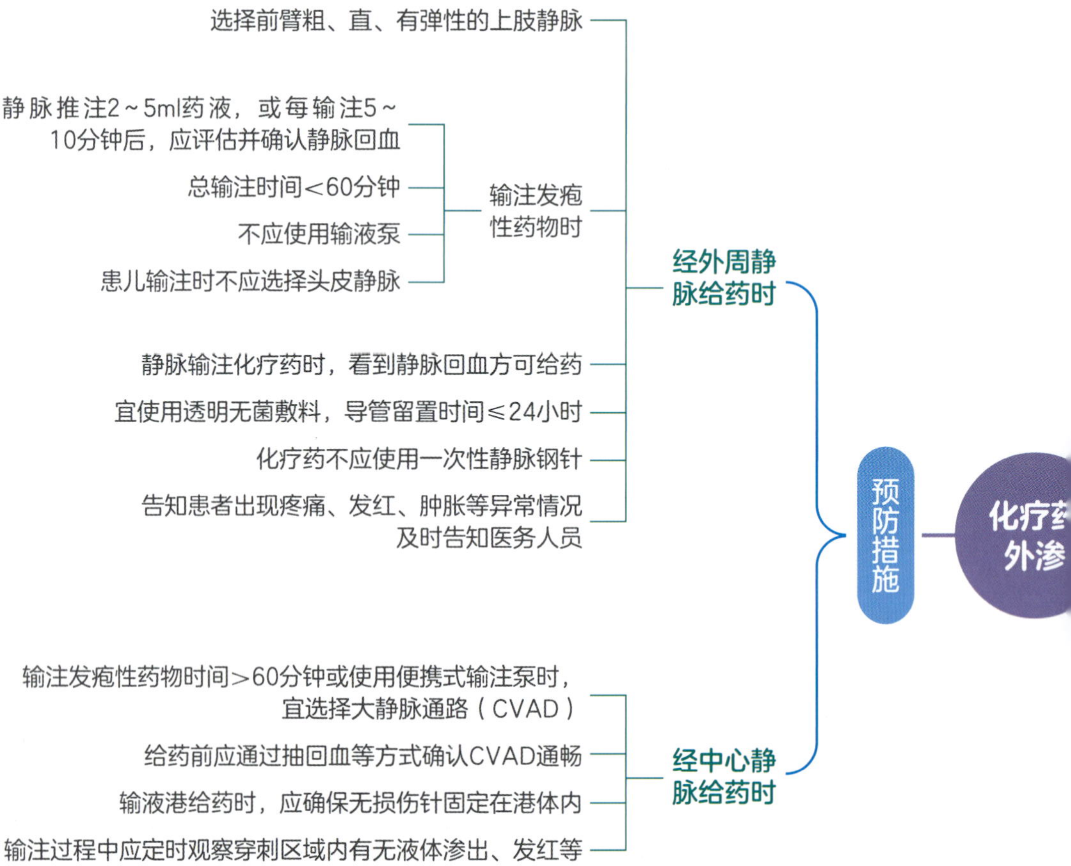

处理措施

- 立即停止输液，保留血管通路装置
- 使用注射器回抽残余药液，拔除管路
- 深部组织发生中心静脉化疗药外渗时，应遵医嘱行X线检查确定导管尖端位置
- 评估肿胀范围及外渗液体量，观察外渗区域
  - 皮肤颜色
  - 温度
  - 感觉
  - 关节活动
  - 外渗远端组织血运情况
- 发疱性药物外渗时，遵医嘱进行局部封闭，封闭时避免损伤CVAD
- 根据药物种类，使用相应解毒剂和治疗药物
- 化疗药物外渗发生24～48小时内，宜给予干冷敷或冰敷
  - 每次15～20分钟
  - 每天≥4次
- 奥沙利铂、植物类化疗药外渗可给予干热敷
  - 成人温度不宜超过50～60℃
  - 患儿温度不宜超过42℃
- 抬高患肢，避免局部受压
- 记录症状及体征
  - 外渗发生时间
  - 范围
  - 局部皮肤情况
  - 输液工具
  - 外渗药物名称
  - 浓度、剂量
  - 处理措施

化疗药溢出：是指化疗药物暴露于空气中，因化疗药物大都是细胞毒性药品，即具有遗传毒性、致癌性、致畸性，或对生育有损害及在低剂量下可产生严重器官损害或其他方面毒性。化疗药溢出对工作人员及环境的污染也造成威胁。化疗药物在运输、储存、配制、使用过程中可能因操作不当、设备故障等原因发生溢出。化疗药溢出后，根据溢出物的体积或剂量，需要由经过培训的专业人员采取相对应的处理措施。

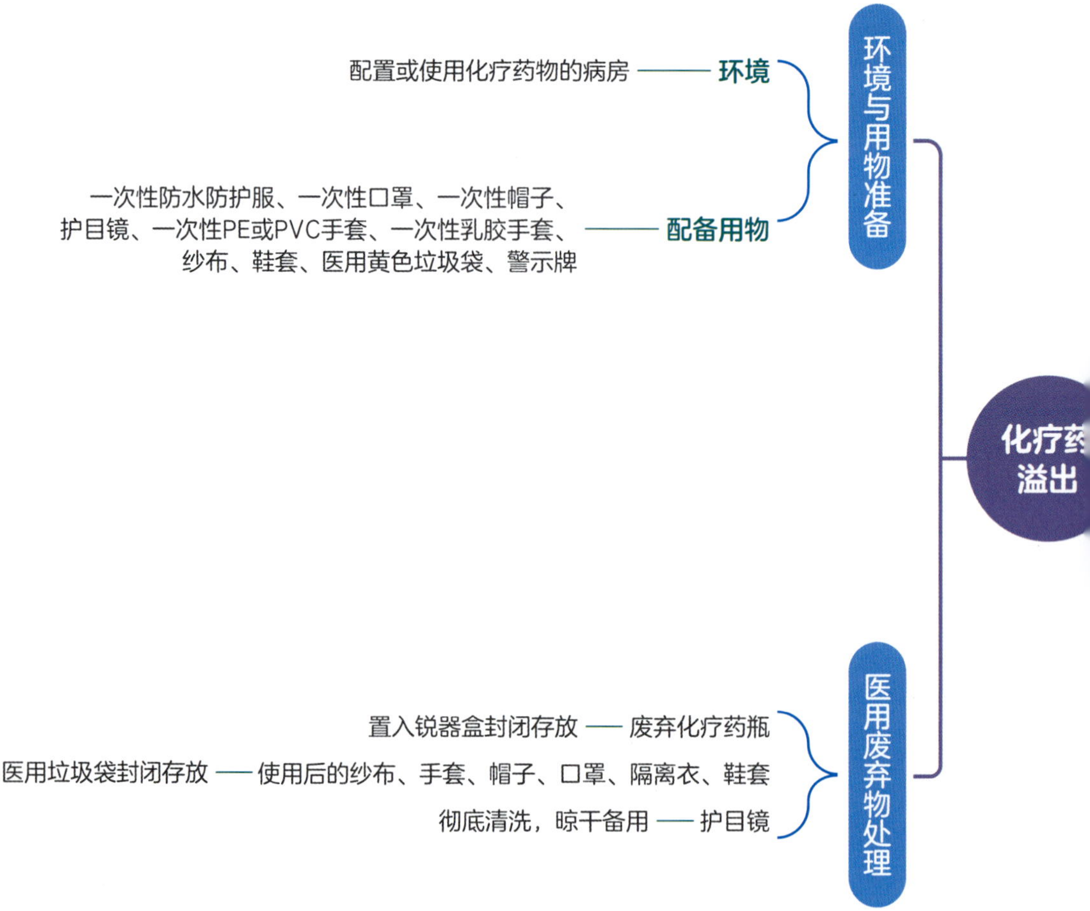

处理流程

- 发现化疗药物溢出，立即纱布覆盖（范围大于外溢药液污染面积），放置“请勿靠近”警示标识
- 护士必须做好个人防护，取出溢出包，戴口罩、帽子、护目镜，穿隔离衣、鞋套，戴双层手套（内：一次性PE手套；外：一次性乳胶手套）
- 准备清水纱布、酒精纱布若干，黄色垃圾袋
- **纱布擦拭方法**
  - 初步处理：覆盖纱布擦拭
    - 少量化疗药溢出：小纱布吸附药液
    - 大量化疗药溢出（>5ml）：吸收力强的大方纱布清除
    - 药粉溢出：湿纱布或具有吸附力纱布垫轻轻擦拭，避免药粉飞扬
  - 清水纱布由外向内擦拭3次（范围大于污染面积）
  - 酒精纱布由外向内擦拭3次（范围大于污染面积）
  - 如在操作过程中不慎溅到皮肤，应立即用洗手液及流动水彻底清洗；溅入眼内，立即用大量清水或生理盐水持续冲洗5分钟
- **防护用具脱除后应及时洗手**
- **污染房间应及时开窗通风**

用药错误：是指在药物治疗过程中，由于人为因素导致的药物使用不当或患者受到伤害的事件。用药错误可能会导致药物过敏、药物中毒、治疗效果不佳、出现耐药性等。用药错误的原因多样，包括医嘱错误、处方错误、药品管理不当、护理操作失误、患者信息错误、药物知识缺乏。一旦发生用药错误应立即停止给药，监测患者生命体征，及时采取补救措施，并第一时间完成上报。

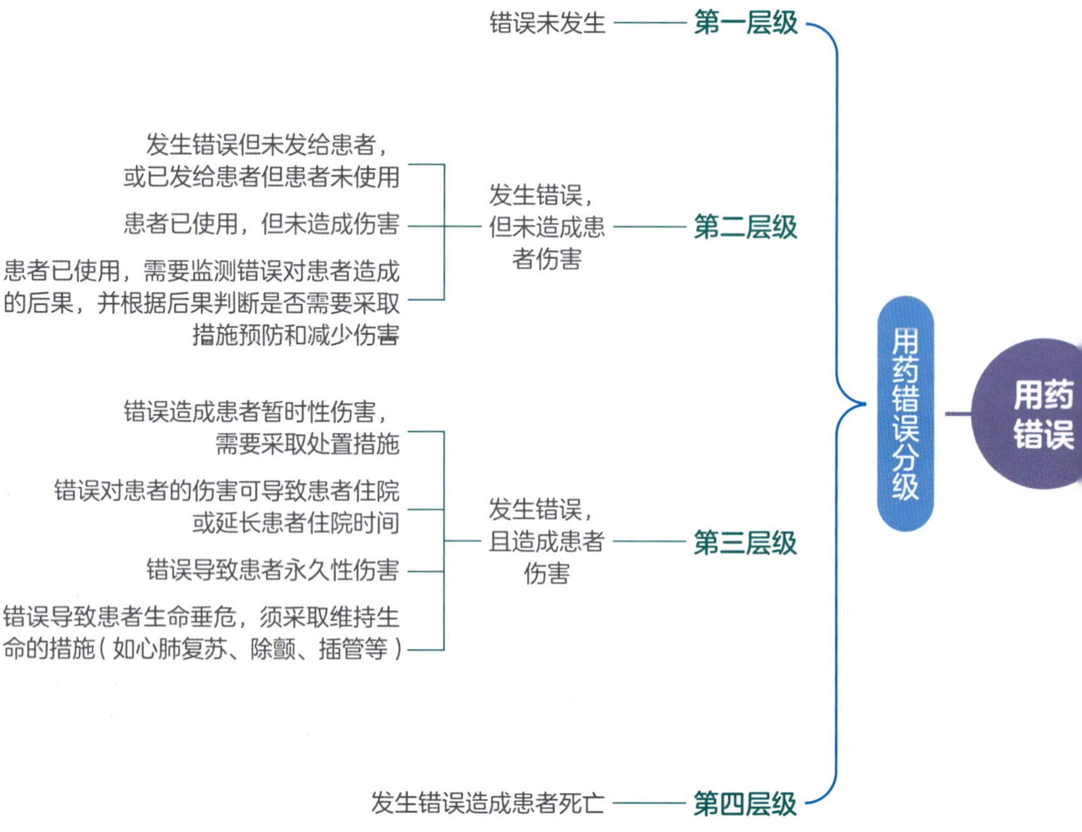

流程

- **分类**
  - 用药错误
  - 非用药错误
- **注意**
  - 发生护理差错后，要本着患者安全第一的原则，迅速采取补救措施，避免或减轻对患者身体健康的损害或将损害降到最低程度

上报

- 当事人立即向护士长汇报，护士长24小时内电话逐级报告总护士长和护理部，上报护理差错的经过、原因、后果。48小时内在HIS系统填写并提交报告，用药错误填写“用药错误报告单”，其他医嘱执行错误填写“非用药错误报告单”。发生严重后果及特殊情况要立即电话报告护理部
- 发生严重差错或导致严重后果事件的各种有关记录、检验报告及药品器械等均应妥善保管，不得擅自涂改、销毁，以备鉴定
- 护理差错发生后，片区和病房要组织护理人员及时进行讨论，分析发生差错的原因，制订改进措施，提高认识，吸取教训，改进护理工作
- 科室护士长、总护士长和护理部按要求及时填写“用药错误报告单”或“非用药错误报告单”追踪评价内容，要求内容真实、措施具体评价及时
- 护理部根据护理差错的情节及对患者的影响，确定差错的性质，提出处理意见
- 发生护理差错的科室或个人，有意隐瞒，不按规定报告，事后发现将按情节轻重给予严肃处理，并纳入科室绩效考核
- 护理部定期组织差错分析会，提出安全预警和防范措施，不断改进护理工作

跌倒：是指患者突发、不自主的、非故意的体位改变，倒在地上或更低的平面上。其发生因素多样，包括年龄增长导致的肌肉力量减弱、平衡能力下降、慢性疾病（如心脑血管疾病、神经系统疾病等），环境因素如地面湿滑、障碍物多，以及药物副作用（如镇静剂、降压药的使用等）。跌倒可带来严重的临床问题，如骨折、脑震荡、软组织损伤等，严重影响患者的生活质量。护理对策包括评估患者的跌倒风险，采取针对性预防措施，如加强平衡训练、改善环境安全、合理用药、提供辅助器具等，并在跌倒后迅速评估伤情，给予及时有效的治疗和护理。

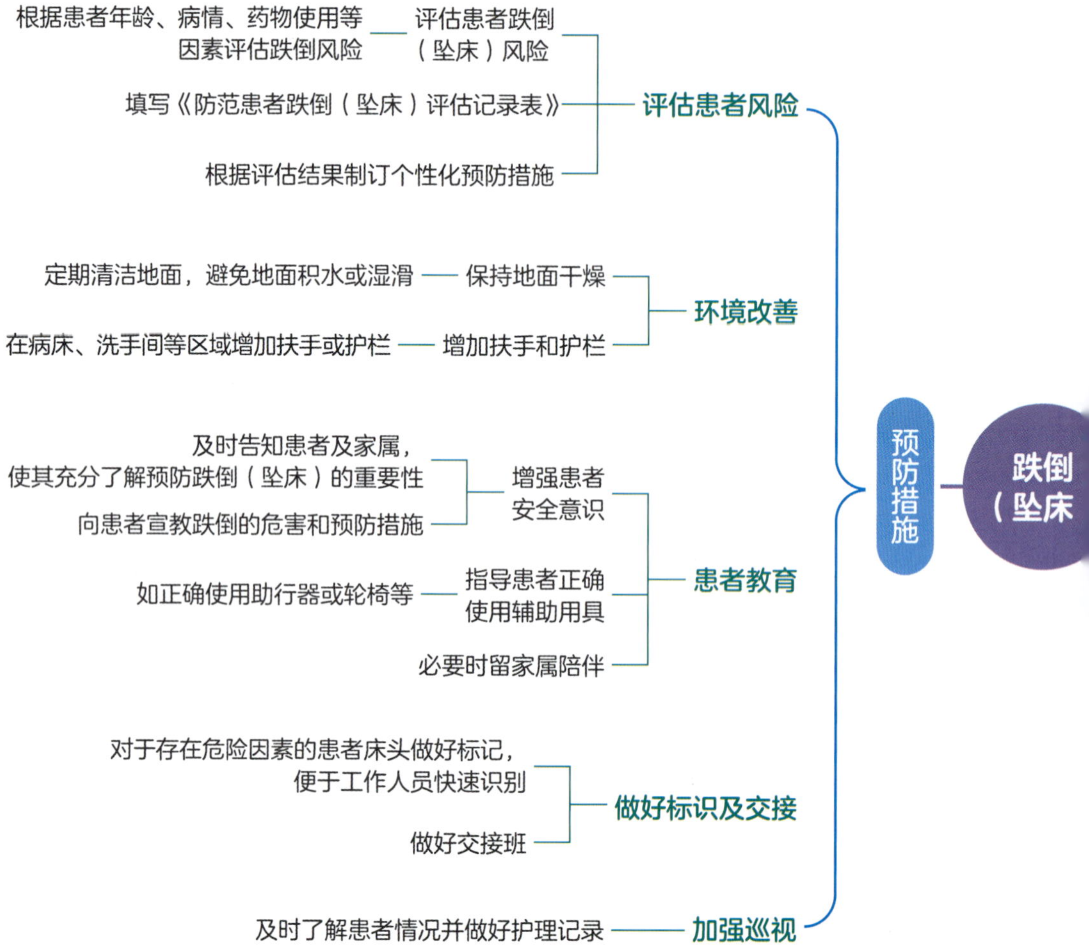

- **应急处理流程**
  - **立即响应**
    - 评估患者情况
      - 检查患者意识、呼吸、脉搏等生命体征
      - 检查患者是否有外伤或疼痛
      - 安抚患者情绪
  - **采取紧急措施**
    - 保持患者安全
      - 避免患者继续受伤，将损害降至最低
      - 将患者转移至安全区域，妥善安置
    - 实施急救措施
      - 根据患者情况采取急救措施，如心肺复苏、止血等
  - **通知相关人员**
    - 通知医生
      - 向医生报告患者情况
      - 协助医生进一步处理
    - 通知家属
      - 向家属报告患者情况
      - 安抚家属情绪
- **后续处理**
  - **记录患者情况**
    - 记录跌倒事件
      - 记录跌倒时间、地点、原因等信息
    - 记录处理过程
      - 记录采取的急救措施和后续处理过程
  - **跟进患者康复情况**
    - 定期随访
      - 对患者进行定期随访，了解康复情况
- **上报整改**
  - 立即上报科室护士长
  - 24小时内电话报告护理部
  - 48小时内完成HIS不良事件上报
    - 填写《患者发生跌倒（坠床）不良事件报告》
      - 分析原因
      - 提出整改措施
      - 持续追踪反馈
  - 周末及节假日报告护理部值班人员
  - 原因分析与改进
    - 护士长要组织科室人员认真讨论、分析原因
    - 制订整改措施
    - 落实整改
  - 追踪评价
    - 科室护士长、总护士长和护理部按要求及时填写追踪评价内容
    - 患者转科时新科室继续记录《防范患者跌倒（坠床）评估记录表》

压力性损伤：是指皮肤和深部软组织的局部损伤，通常由于患者体位不同，受强烈或长期的压力或压力联合剪切力所致。表现为完整的皮肤或开放性溃疡，可能伴有疼痛。压力性损伤的预防非常重要，包括定期改变体位，减少压力点和剪切力的产生，保持皮肤清洁、干燥，避免医疗器械的不当使用等。压力性损伤的治疗与护理需要根据损伤的程度和具体情况来进行，包括去除致病因素，保护局部皮肤，促进局部血液循环，防止压力性损伤继续发展等。同时，需要注意伤口的清洁和感染的控制，以及选择合适的伤口敷料。出现压力性损伤后要尽早按要求上报，以便溯源和追踪压力性损伤的发展。

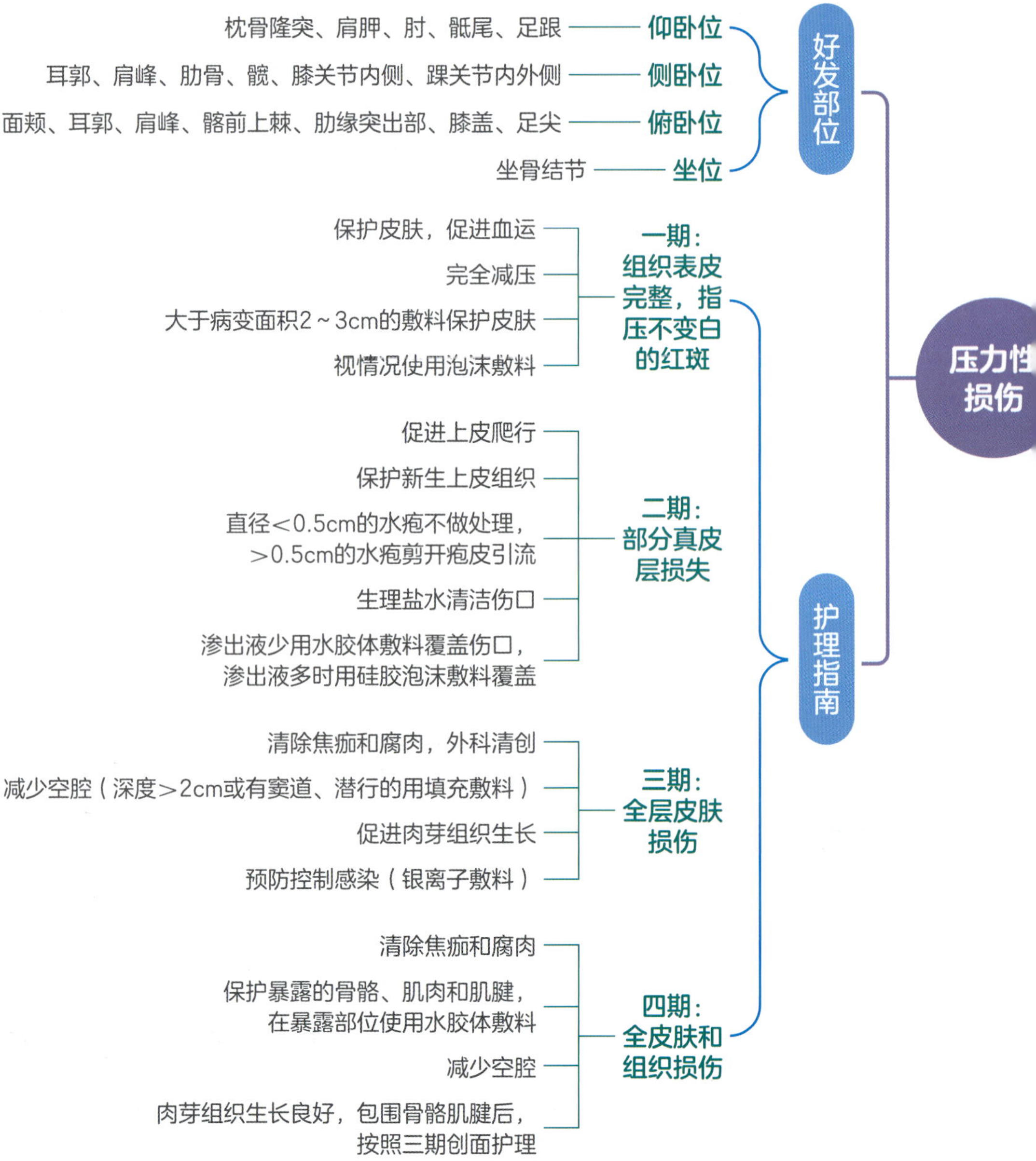

护理指南（续）

- **不可分期**
  - 完全减压
  - 生理盐水清洗伤口
  - 外科清创
    - 难切除的焦痂和腐肉用无菌刀片在表面划开后使用水凝胶敷料溶痂
- **深部组织压力性损伤**
  - 完全减压
  - 无血疱、黑硬者，无菌操作剪开疱皮，彻底引流
  - 硅胶泡沫敷料保护性覆盖伤口
  - 密切观察发展趋势，好转者2～3天更换敷料；恶化者根据三期压疮的治疗原则处理

护理上报

- 发现皮肤压力性损伤
  - 逐级向总护士长和护理部报告
  - 48小时内完成信息填报
- 受压部位皮肤有压红，48小时内未好转或加重，应确定为一期压力性损伤，需按规定上报
- 手术过程导致的压力性损伤
  - 受压部位皮肤有压红，48小时内未好转或加重，应确定为一期压力性损伤，需按规定上报
  - 术后返回病室后由接收科室上报，压力性损伤来源记录为手术室
  - 接收科室必须与手术室确认
- 抢救不能评估的皮肤
- 由于疾病造成的皮肤不完整，不属于压力性损伤事件（失禁性皮炎、皮肤病、糖尿病足等）
- 压力性损伤危险人群
  - 在HIS系统上填写“Branden风险评估量表”
  - 当患者已经发生压力性损伤，为预防其他部位继续发生，除上报外，仍需填写“Branden风险评估量表”
- 已经发生压力性损伤患者
  - 转出时科室需评估皮肤并向转入科室交接，转入科室再次评估记录。如与转出科室记录不一致应及时沟通确认
  - 患者转科后，转入科室要查询上一科室是否发生压力性损伤，若有需要继续填写追踪评价内容
- 护士长、总护士长和护理部按要求及时填写“皮肤压力性损伤报告单”追踪评价内容
- 压力性损伤发生科室上报，如未上报属于漏报。发生压力性损伤48小时后上报为迟报
- 压力性损伤需每周评价一次，并将评价内容填写在HIS内的追踪评价表中。总护士长待护士长评价后给予批复。护理部接到上报后，给予审核及追踪
- 设立“护理不良事件和安全隐患报告”文件夹，每月统计发生件数，将压力性损伤报告单及追踪评价表妥善存档

自杀：也被称为自尽、自死、轻生等，指导致自我死亡的行为。其影响因素多样，提高对“自杀前兆”的重视，有助于早期识别自杀倾向，提前进行预警管理。对于有自杀倾向患者的护理对策包括进行风险评估，根据不同分级和危险情况，保证环境安全、加强巡视和个体化管理，根据不同情况给予及时有效的急救处理和护理措施。

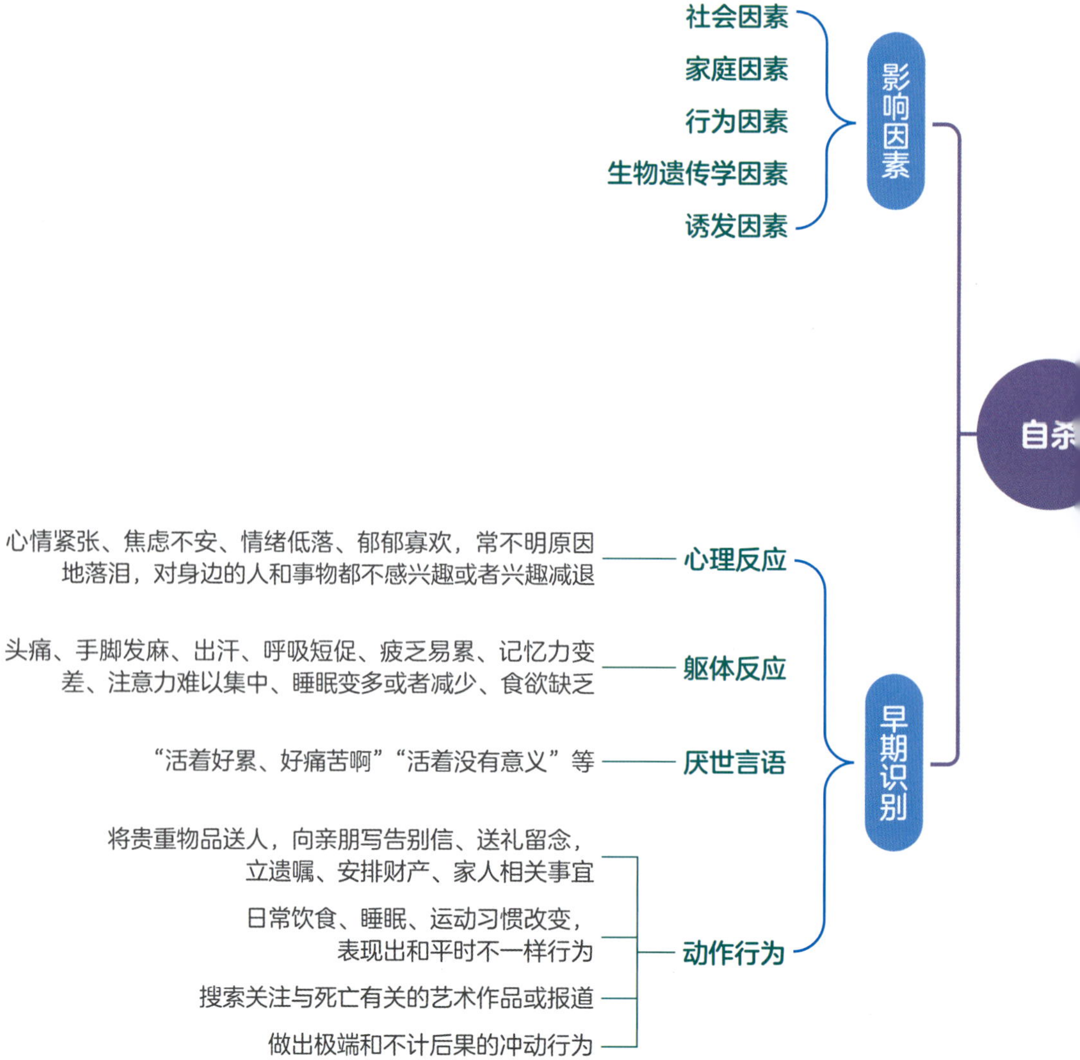

- **风险评估**
  - **心理状态**
    - 近期的自杀意念
    - 绝望感、痛苦感、想死的程度
    - 冲动性
  - **自杀计划、自杀准备或自杀未遂行为**
  - **自杀未遂或自杀意念既往史**
  - **负性生活事件**
  - **评估工具**
    - 护士用自杀风险评估量表，详见表3
- **护理措施**
  - **立即报告**
    - 主管医生
    - 护士长
    - 科主任
  - **移除自杀工具（没收锐利物品）**
  - **保证环境安全（锁好门窗）**
  - **加强病房安全管理与巡视**
  - **通知家属陪护**
    - 24小时陪护要求
    - 家属离开时告知护理人员
  - **心理护理**
    - 提供心理支持
    - 社会支持系统
  - **详细记录事件**
  - **交接班记录**
    - 详细记录交接患者情况
  - **监测和随访**
    - 密切观察情绪变化、行为表现，评估干预效果
  - **干预计划**
    - 心理治疗
      - 认知行为治疗（CBT）
      - 问题解决治疗
      - 辩证行为疗法或心理动力学心理治疗
    - 药物治疗
    - 安全计划
    - 电休克治疗
    - 数字化辅助治疗

- 自杀
  - 自杀情况处理
    - 常规护理
      - 立即通知值班医生
      - 准备急救药品及物品
      - 尝试抢救
        - 判断抢救可能性
        - 立即开始抢救
      - 保护现场
        - 病房内外环境及物品
      - 通知科主任、护士长、医务处、保卫科、护理部和院总值班
      - 协助通知家属
      - 配合调查
      - 记录与报告
        - 填写“意外伤害事件报告单”并上报
      - 保证常规工作
    - 自缢
      - 立即制止
      - 解松或割断自缢工具（衣物、被子、自制绳子等）
      - 取平卧位
      - 保持呼吸道通畅
      - 严密观察患者生命体征
      - 根据需要进行CPR
    - 割腕
      - 立即制止
      - 立即止血，可用绳带结扎近心端
      - 测量生命体征
    - 跳楼
      - 立即评估有无开放性伤口，意识是否清楚，有无头痛及出血、外耳有无液体流出，肢体有无骨折等
      - 如有开放性伤口，立即用布带结扎肢体近心端止血
      - 如骨折，应减少搬动，搬运时应使用硬板，并观察有无内脏损伤
      - 如休克患者，应就地抢救，初步处理后送相应科室进行进一步治疗
    - 撞击
      - 立即制止，转移注意力并给予言语劝说干预
      - 对不听劝阻、自己无法控制的患者，给予行为干预，行保护性约束
      - 严密观察患者生命体征
    - 服毒
      - 评估患者的意识、瞳孔、呕吐物
      - 初步判断所服药物的性质及种类
      - 根据所服药物进行催吐、洗胃
      - 留取胃内容物标本送检
      - 严密观察患者生命体征

表3 护士用自杀风险评估量表

条目	赋分
1. 绝望感	3
2. 近期负性生活事件（如失业、经济困难、面临诉讼）	1
3. 被害妄想或有被害内容的幻听	1
4. 情绪低落、兴趣丧失或愉快感缺乏	3
5. 人际和社会功能退缩	1
6. 言语流露自杀意图	1
7. 计划采取自杀行动	3
8. 严重精神问题和/或自杀的家族史	1
9. 近亲死亡或重要亲密关系丧失	3
10. 精神病史	1
11. 丧偶	1
12. 自杀未遂史	3
13. 社会-经济地位低下	1
14. 酒瘾或物质滥用史	1
15. 罹患晚期疾病	1
总分	25

注：该量表共有15个条目，如果答“否”则计分，答“是”则计赋值分数，总分为25分，0～5分为低风险，6～8分为中风险，9～11分为高风险，≥12分为非常高的风险。

躁动：是指患者在意识障碍情况下以肢体为主的不规则的运动。其病因多样，包括焦虑、导管刺激、伤口疼痛、中枢神经系统疾病、电解质紊乱等。躁动的主要表现为躁动不安、呻吟、乱喊乱叫甚至极力拔出各种管路等。护理对策包括评估患者情况，严密观察患者的意识、生命体征及瞳孔等，保持气道通畅，快速寻找可能引起躁动的原因，对患者言语安抚，减少环境的刺激，对患者进行心理护理，必要时遵医嘱进行药物治疗，本着积极治疗原发病、去除病因的原则，以镇静为基础，同时规范合理使用约束带等物理预防措施，保障患者安全。

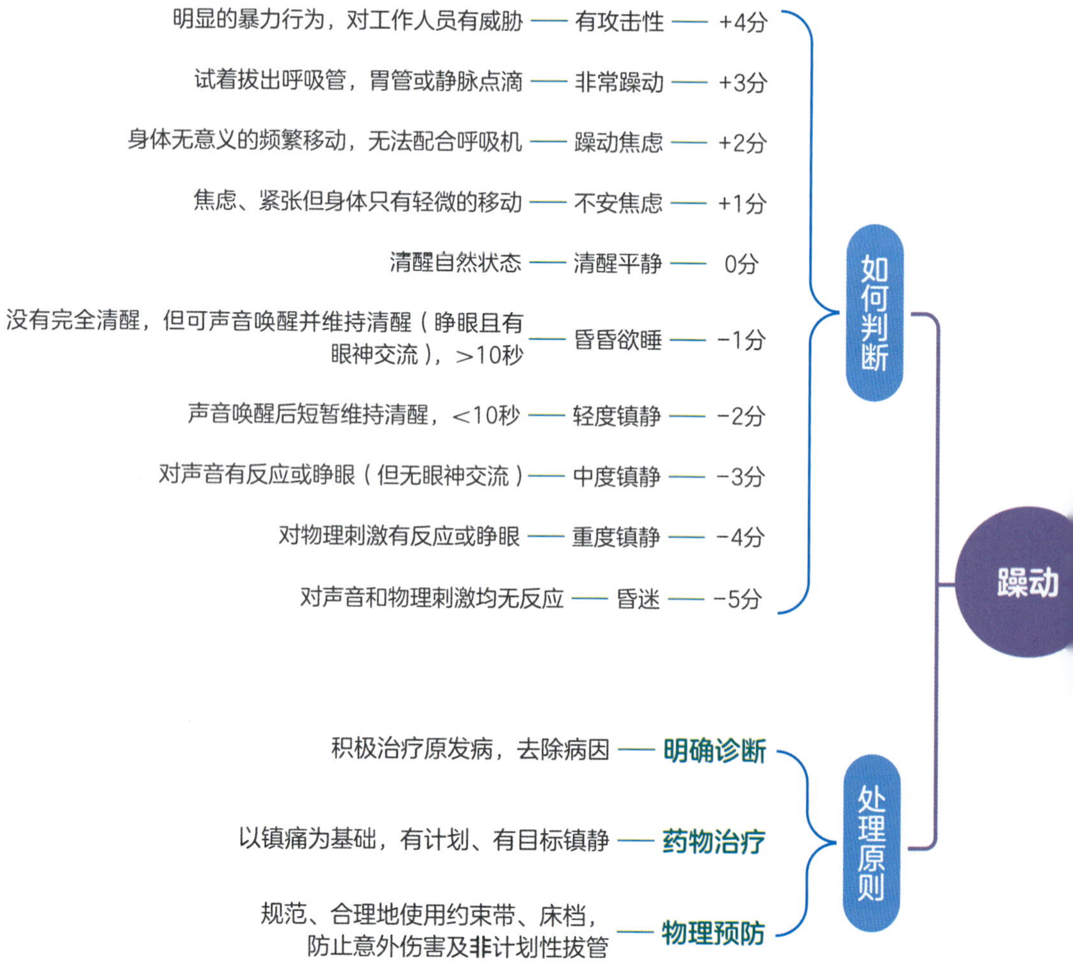

- 处理流程
  - **评估患者情况**
    - 严密观察病情（意识、生命体征及瞳孔的变化），必要时给予持续心电监护
    - 保持气道通畅：及时清除呼吸道内分泌物，防止阻塞呼吸道
    - 寻找可能引起躁动的原因：如疼痛、谵妄、低氧血症、低血糖、低血压或酒精戒断等，及时通知医生
    - 保障患者安全
      - 移除周围可能造成伤害的物品，避免机械性损伤或其他心、脑、肺等并发症，对患者进行约束时，注意松紧度适宜，并做好交接班，妥善固定各类管路
      - 保持其他患者与患者的距离
  - **干预措施**
    - 非药物治疗
      - 言语安抚、家属陪护、舒缓音乐等
      - 减少刺激
        - 减少环境灯光、仪器刺激；护士操作熟练，减少患者不适；帮助患者调整到舒适体位
      - 心理护理
        - 多与患者沟通，了解患者病情，给予耐心的解释，尽量满足患者的合理需求，减少患者的担心与焦虑，与患者家属做好沟通，提供如何照顾躁动患者的建议、强调家人支持对于患者恢复的重要性等
      - 必要时约束
        - 与家属做好沟通解释，强调物理预防的重要性
    - 药物治疗
      - 镇静处理（RASS≥1）
        - 苯二氮䓬类
          - 地西泮、艾司唑仑、阿普唑仑等
        - 非苯二氮䓬类
          - 丙泊酚、右美托咪定、唑吡坦、佐匹克隆、右佐匹克隆等

非计划拔管：是指在医疗过程中，任何意外发生的或被患者有意造成的拔管，这些拔管行为并非医护人员按照计划或治疗方案进行的。值得注意的是，非计划拔管可能发生在各种医疗场景中，涉及不同类型的导管，如胃管、气管插管、静脉置管、尿管、引流管等。护理对策包括对不同管路预防性观察及风险评估，在非计划拔管发生时给予有效的应急处理措施，并及时追踪和评价，尽量避免因非计划拔管而影响患者的治疗效果或临床结局。

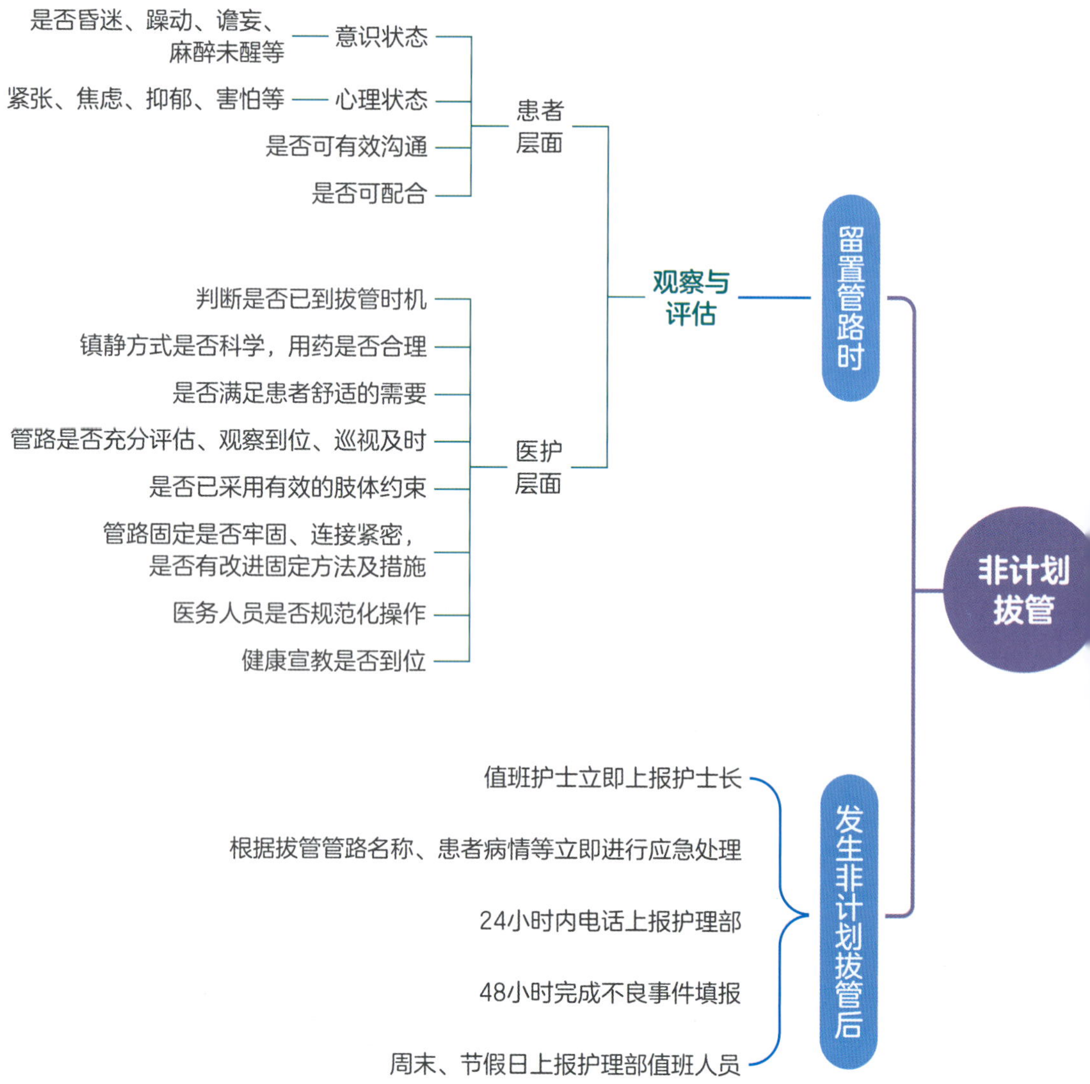

- 发生非计划拔管时
  - 供给性管路
    - 人工气道、气管插管
      - 通知医生、配合医生紧急处理，协助其开放气道、重新插管
      - 保持呼吸道通畅、清除分泌物、立即遵医嘱给予吸氧措施
      - 严密观察患者血氧情况、呼吸循环情况等
      - 加强监护、加强护理
      - 无法完成插管操作时，必要时遵医嘱无创呼吸机辅助
    - 各类静脉管路TCC/NCC/CVC/PICC/MC/PVC等
      - 首先判断管路滑脱情况，脱出长度、脱出管路是否完整等
      - 部分脱出时必要时遵医嘱拍片确认导管尖端位置，评估有无导管端残留
      - 完全脱出时立即按压穿刺点压迫止血、观察患者有无空气栓塞症状
      - 根据药物性质、患者病情等决定是否需重新置管
      - 留置临时PVC置管备用
      - 观察患者病情变化，有无异常主诉等
      - 周围皮肤有变化时及时通知医生处理
      - 做好心理护理、心理支持
    - 胃管、空肠管
      - 抬高床头、停止肠内营养输注操作
      - 嘱患者头偏一侧吐出呕吐物、清理口鼻分泌物
      - 床旁备负压吸引装置、口咽通气道、吸痰管等，如出现误吸等紧急状况立即处理
      - 密切观察患者异常体征及主诉
      - 回抽胃液及胃内容物评估患者情况
      - 通知医生充分评估患者目前管路情况，是否需重新留置
      - 心理护理、心理支持等
  - 检测性管路
    - 中心静脉导管（测CVP用）
      - 同“供给性管路-各类静脉管路”
    - 动脉导管（有创血压监测）
      - 同“供给性管路-各类静脉管路”
    - 胃肠减压管
      - 同“供给性管路-胃管、空肠管”

- 非计划拔管
  - 发生非计划拔管时（续）
    - 综合性管路
      - 三腔空肠营养管
        - 鼻饲用
          - 同“供给性管路-胃管、空肠管-应急处理流程”
        - 胃肠减压用
          - 同“供给性管路-胃管、空肠管-应急处理流程”
        - 观察上消化道出血情况时
          - 抬高床头、停止肠内营养输注操作
          - 嘱患者头偏一侧吐出呕吐物、清理口鼻分泌物
          - 床旁备负压吸引装置、口咽通气道、吸痰管等，如出现误吸等紧急状况立即处理
          - 密切观察患者异常体征及主诉
          - 回抽胃液及胃内容物评估患者情况
          - 通知医生充分评估患者目前管路情况、病情变化
          - 心理护理、心理支持等
          - 遵医嘱应用止血药物及抑酸药物等
          - 遵医嘱重新留置胃管、充分引流消化道内积血

- 发生非计划拔管时（续）
  - 排出性管路
    - 尿管
      - 做好会阴清洁
      - 观察尿道口渗血颜色、性质、量等情况
      - 充分评估是否重新留置尿管
      - 根据患者病情、脱管情况等决定是否需要膀胱冲洗
      - 再次予妥善固定管路
      - 观察患者是否因血凝块造成尿潴留，密切关注患者主诉，给予心理护理等
    - 胸腔引流
      - 查看患者胸腔积液及气胸情况
      - 立即溃疡油纱布封堵穿刺点，保持半卧位，不可更换体位
      - 及时通知医生，充分再评估是否需重新留置
      - 协助医生异常症状处理
      - 观察患者皮下气肿等异常体征
      - 检查引流装置是否密闭：浸入水中3～4cm，引流液形状及水柱波动等
    - 腹腔引流、各类介入、手术后引流管等
      - 脱管处做好消毒，无菌纱布覆盖
      - 医生充分评估后按需留置新管路
      - 严格无菌操作、防止逆行感染
      - 嘱患者注意休息、心理支持等
    - PTCD、PTBD
      - 同“排出性管路-腹引-应急处理流程”
    - 脑室引流
      - 维持患者呼吸道通畅、密切观察病情变化
      - 检查脱出情况
        - 脱出较浅且没有不适，谨慎处理，严密观察
        - 脱出较深或病情加重等，暂不尝试重新插入，避免进行性损伤
      - 脱出部位无菌敷料或干净纱布包扎、固定，避免感染加重及进一步移位
      - 暂停引流，医生充分评估后按需引流

氧气突然中断：是一种紧急情况，特别是在医疗环境中，如手术室、重症监护室或抢救时，这种情况可能会对患者的生命安全构成直接威胁，应该立即采取应急措施，快速定位问题并解决，最大限度地降低氧气突然中断对医疗安全的影响，确保患者的生命安全。

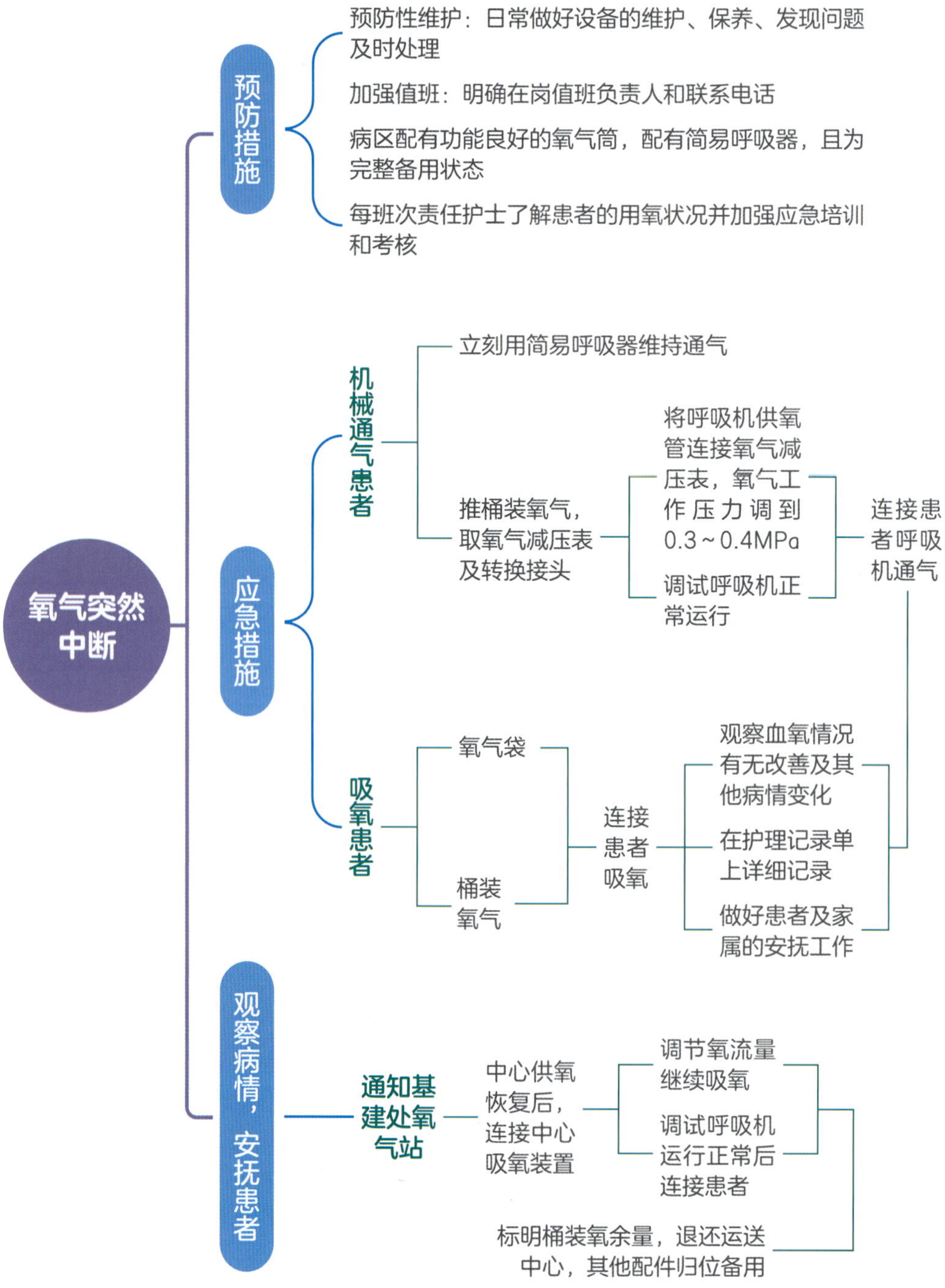

停电：是指因自然灾害、设备设施故障或突发公共事件等原因导致电力系统中断或部分中断。停电应急预案包括应对突然停电和计划停电所采取的措施，停电时可迅速启动规范化的应急预案流程，指导医务人员做好人员准备、物品准备等，有效应对黑暗、寒冷、电梯停运等状况，维护病房秩序，同时利于协调各方面资源，确保医院、设备等的正常运转，确保患者生命安全，最大限度地降低停电带来的损失。

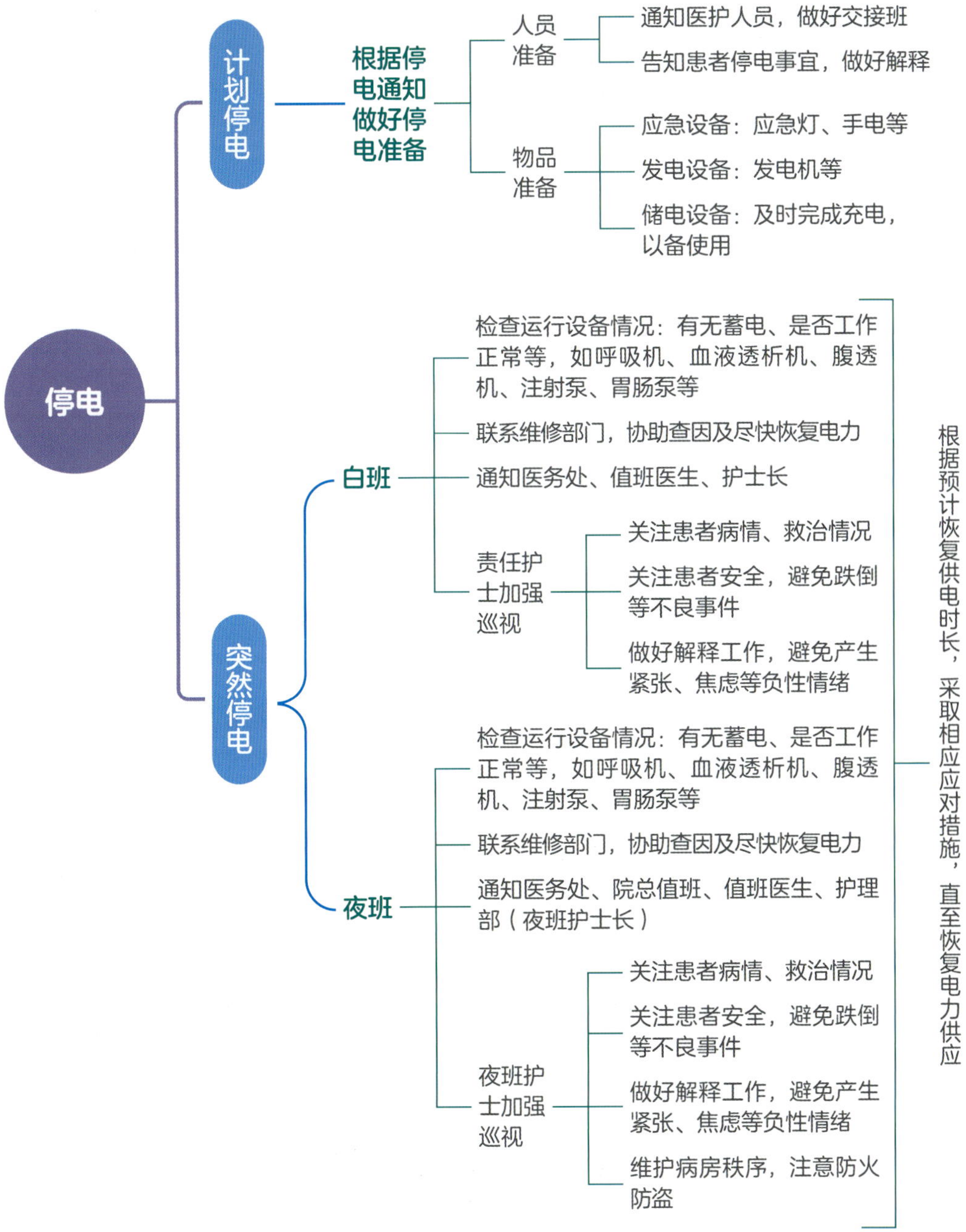

泛水：是指为应对由于暴雨、山洪暴发等自然因素及跑水、管道破裂等非自然因素导致水体超出正常范围，对周围环境和患者的生活造成威胁的情况。泛水是在临床中并不常见的一类不良事件，会造成严重的后果，危及患者人身安全、科室物品财产安全，甚至发生触电等不良事件。泛水情况发生后应立即查找泛水原因，关闭泛水源头，及时上报有关部门应急处置，并在泛水区域设置警示牌，避免人员滑倒或触电，保障患者安全、科室物资及重要医疗设备安全。

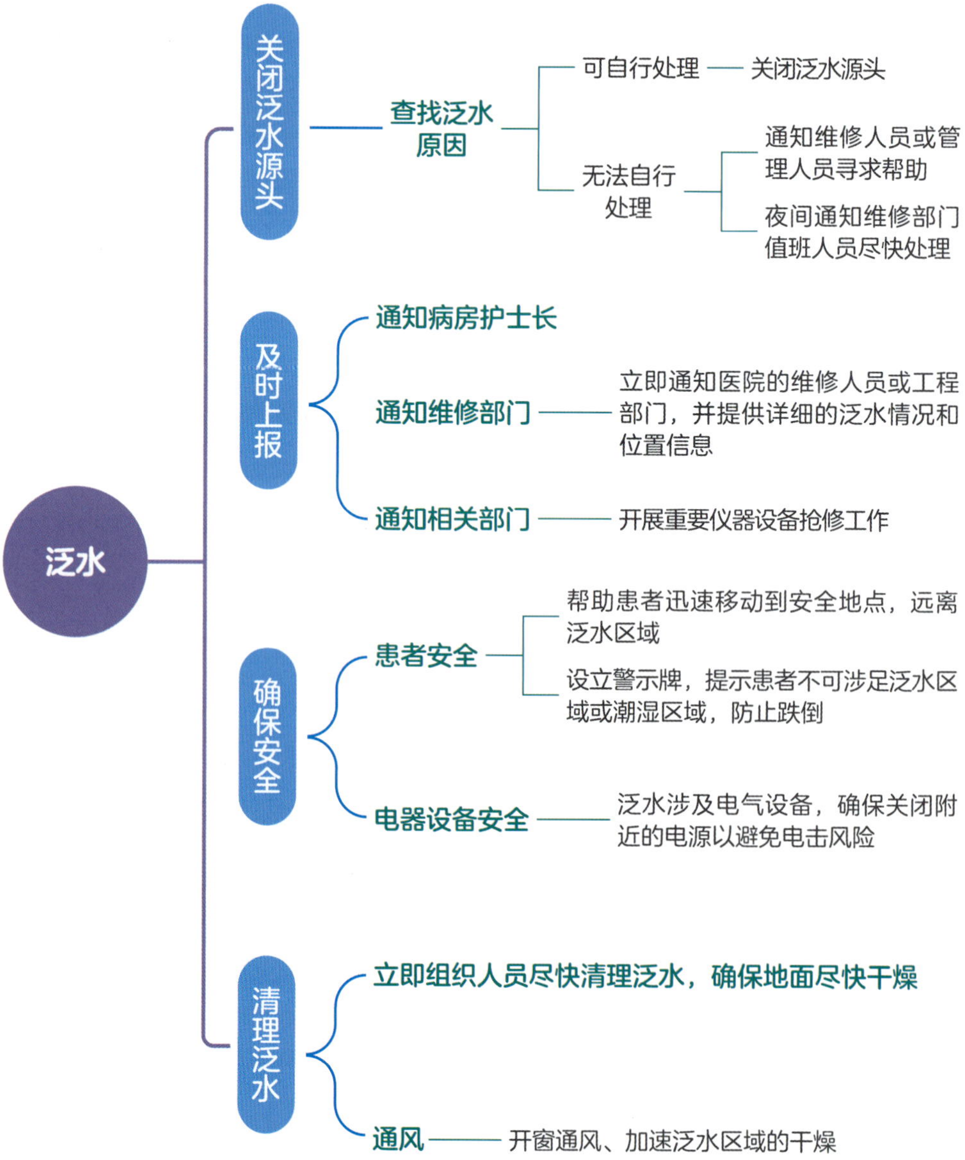

停水：是指应对因自然灾害、设备设施故障或突发公共事件等原因导致供水系统中断或部分中断。在临床工作中如遇计划停水或突然停水时，迅速启动规范化的应急处置流程，可指导临床工作人员立即采取正确的应急措施，快速协调相关部门和各方面资源，最大限度地降低因停水造成的损失。

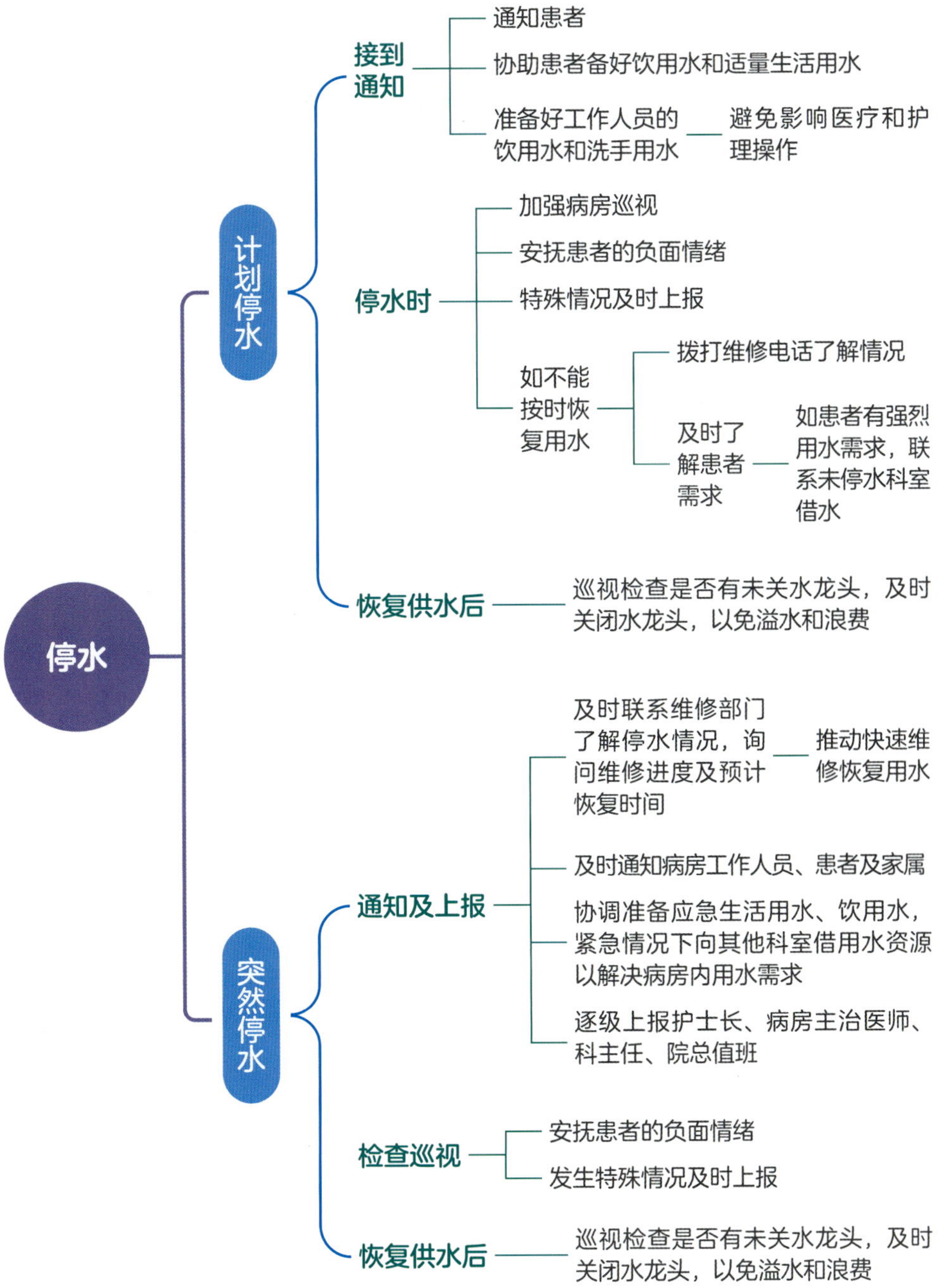

信息系统突然瘫痪：是由于某种因素的存在导致信息系统支持的业务功能突然停顿或服务水平不可接受、达到特定的时间的突发性事件，其发生的原因多样，包括突然地断电断网、网络系统受到外力威胁或者系统软件或硬件运行故障等，这将严重影响医院的正常运营，损害患者权益。护理对策包括评估系统瘫痪的范围和影响程度，提供替代的医疗服务方式，加强巡视，做好患者及家属的安抚工作，维持病室秩序，保证医院各项诊疗工作的顺利进行，保障患者的医疗护理安全。

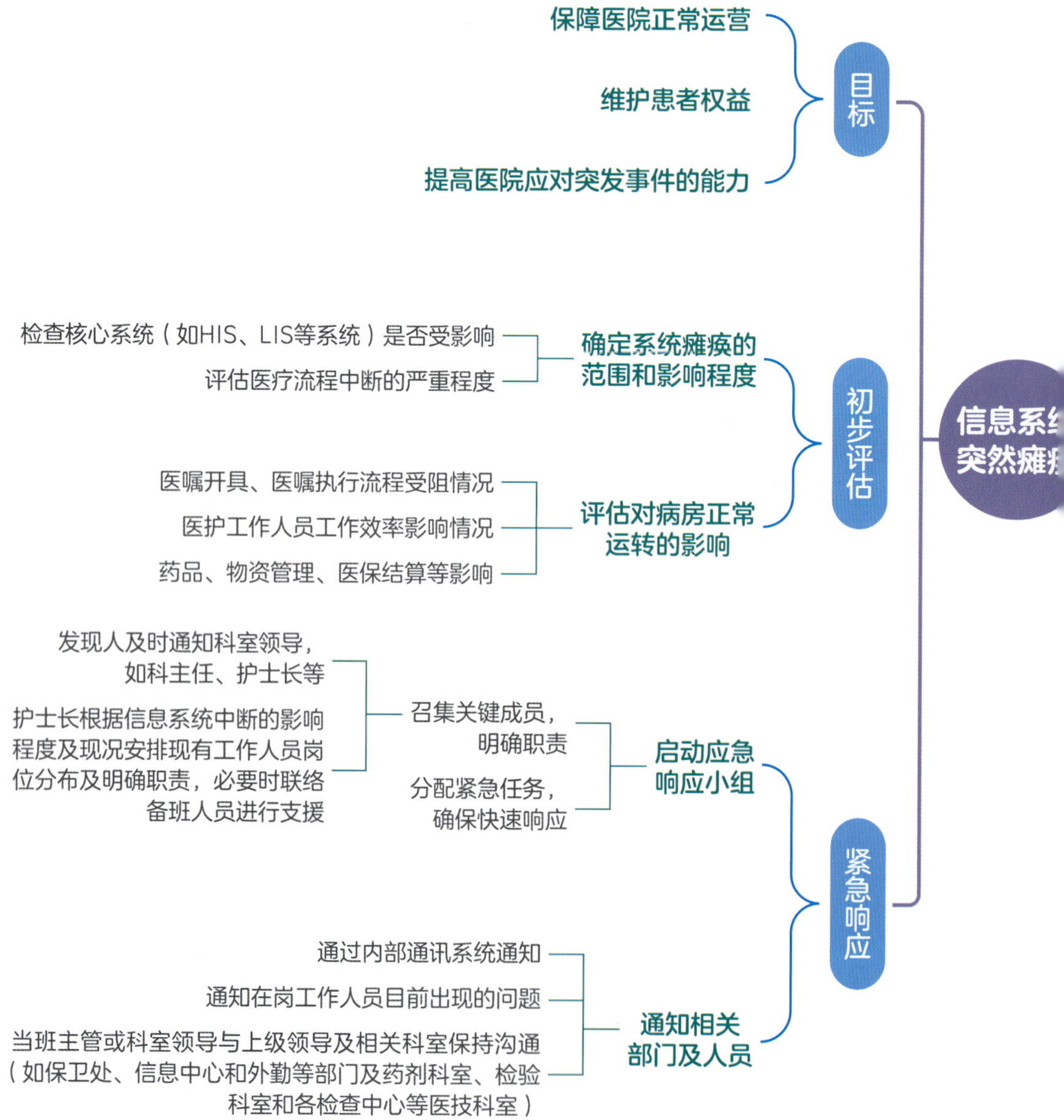

- 提供替代的医疗服务方式
  - 手工记录患者信息，保证信息完整、正确
  - 启动手工医嘱流程：医生开具纸质处方、检验单、检查单等
  - 护理记录纸质化：护士执行手工医嘱，执行前与医生再次核对医嘱内容，检查医嘱信息是否完整、正确，执行时双人核对信息，双人签字、记录执行时间，执行后及时书写护理记录
- 后续工作
  - **补录相关数据**
    - 与医生核对手工医嘱信息及执行情况
    - 医生根据手工医嘱及时补录医嘱
    - 护士根据医嘱执行单及护理记录及时补录相关数据
  - **与相关科室沟通**
    - 通知相关部门及人员，信息系统恢复情况，及时传递、补录相关数据，确保患者诊疗安全
  - **强化应急处置能力**
    - 分析应急处置情况、总结优势与不足
    - 完善应急预案内容
    - 开展全员应急培训学习
- 关注患者安全
  - 安抚患者和家属取得其理解和配合，维持病室秩序
  - 加强巡视，特殊、重症患者必要时责任护士床旁照护
- 加强信息系统安全
  - 协助信息中心诊断系统瘫痪原因
  - 了解备用系统或者临时解决方法
  - 学习系统使用过程中的注意事项及简单应急处置方法

护理投诉：是指患者或其家属对护理过程中某一问题不满意时进行投诉。

护理纠纷：是指患者或其家属对护理流程、内容、结果等不满而发生争执，或对同一护理事件护患双方对其原因、结果及处理方式或轻重程度产生分歧而发生争议，相互争执的情形。以上情形发生的原因主要和护患沟通不到位、护理操作出现差错、医疗制度不健全及患者对护理服务质量不满及期望值过高、维权意识过强等有关。护理投诉及纠纷是医疗服务中不可忽视的一部分，它不仅关系到患者满意度和权益保护，也对医疗机构和护理人员职业形象和声誉产生影响。投诉、纠纷发生时，护理对策主要包括态度冷静、耐心倾听、主动沟通和协调、努力协调解决具体问题、必要时寻求支持和协助、记录和报告投诉或纠纷事件。

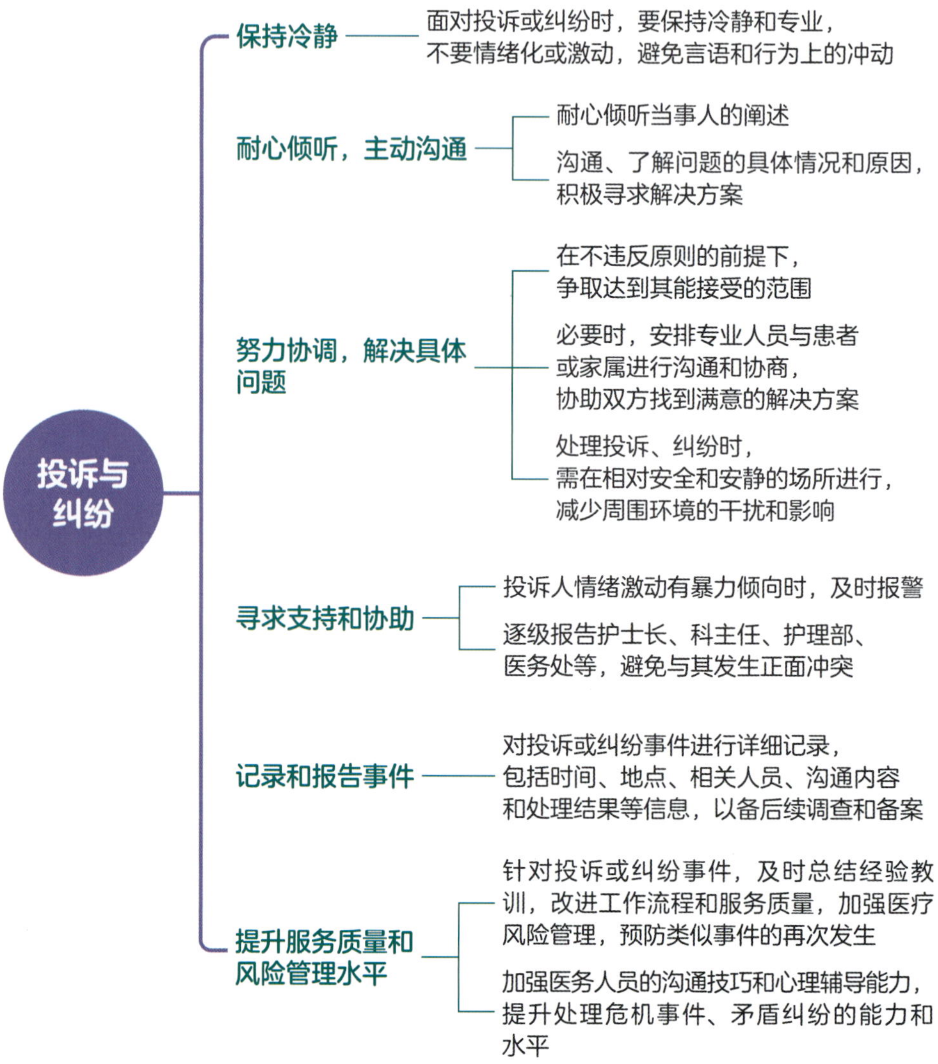

症状篇

发热：是指机体在致热原作用下或各种原因引起体温调节中枢的功能障碍时，体温升高超过正常水平。其病因多样，可能涉及各种病原微生物的侵袭或内分泌代谢疾病、变态反应类疾病、自主神经功能紊乱及单纯生理性原因等因素。发热不仅会影响患者的日常生活质量，还可能伴随关节肿痛、肝脾大、皮疹等临床问题，严重时还会有出血、昏迷等症状，甚至可能会危及患者的生命安全。护理对策包括及时补充水分和电解质；采用冰袋、温水擦浴等方式物理退热；在医生的指导下针对原发病对症处理或采用药物退热的方法，改善发热症状，提高患者舒适度及生活质量。

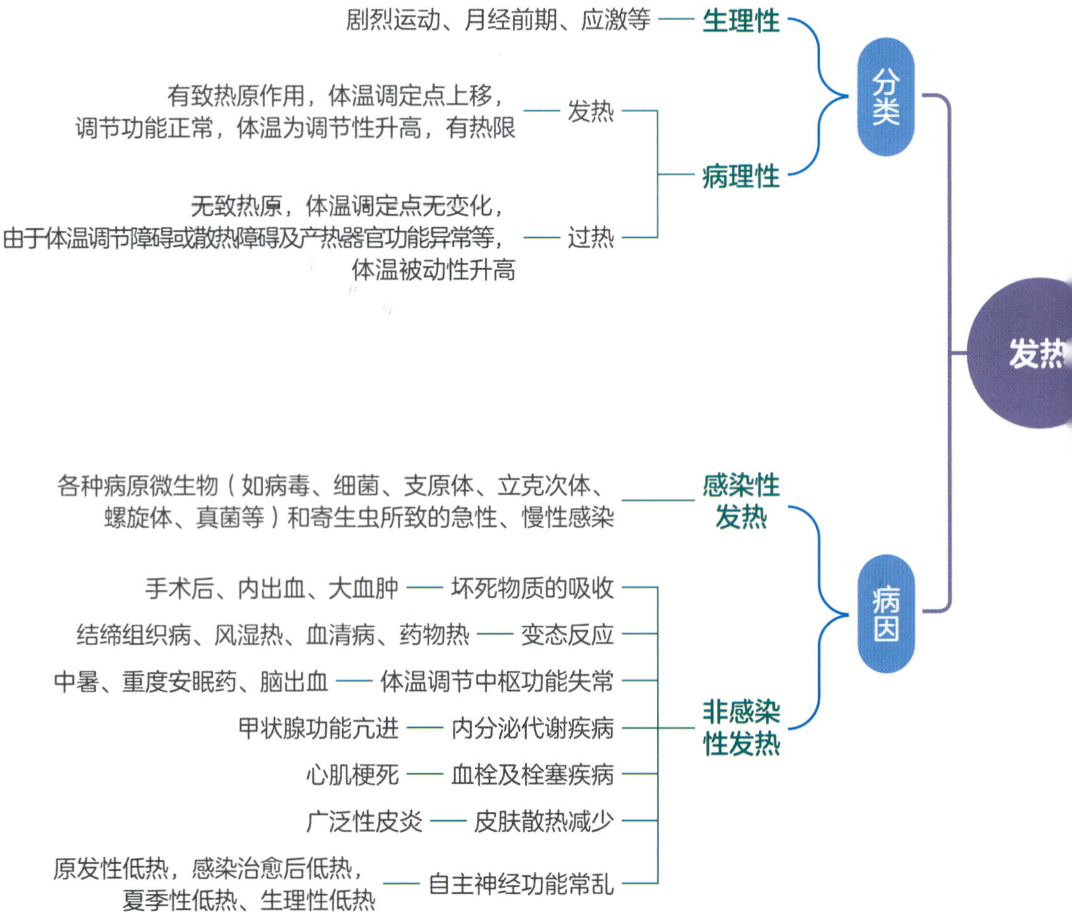

- **临床表现**
  - **分度（口腔温度）**
    - 低热：37.3～38.0℃
    - 中等度热：38.1～39.0℃
    - 高热：39.1～41.0℃
    - 超高热：>41.0℃
  - **临床过程及特点**
    - 体温上升期 —— 产热>散热 —— 疲乏无力、畏寒或寒战、皮肤苍白、肌肉酸痛
    - 高热期 —— 产热=散热 —— 皮肤潮红、灼热、呼吸深快、开始出汗并逐渐增多
    - 体温下降期 —— 产热<散热 —— 多汗、皮肤潮湿
- **热型及临床意义**
  - **稽留热**
    - 体温恒定地维持在39～40℃以上的高水平达数天或数周（24小时内体温波动范围不超过1℃）
    - 常见于大叶性肺炎及伤寒高热期
  - **弛张热**
    - 又称败血症热型，体温常在39℃以上，波动幅度大（24小时内波动范围超过2℃）
    - 常见于败血症、风湿热、重症肺结核及化脓性炎症等
  - **间歇热**
    - 体温骤升达高峰后持续数小时，又迅速降至正常水平（无热期可持续1天至数天，高热期与无热期反复交替出现）
    - 常见于急性肾盂肾炎
  - **波状热**
    - 体温渐升至39℃或以上，数天后又逐渐下降至正常水平，持续数天后又逐渐升高，如此反复多次
    - 常见于布鲁菌病
  - **回归热**
    - 体温急剧上升至39℃或以上，持续数天后骤然降至正常（高热期与无热期各持续若干天，规律交替一次）
    - 常见于（非）霍奇金淋巴瘤、回归热
  - **不规则热**
    - 发热的体温曲线无一定规律
    - 不具有诊断价值，但对观察病情变化有重要意义

- 发热
  - 防治
    - 治疗原发病
      - 对症支持治疗
        - 病毒感染
          - 最常见
    - 有明确细菌感染证据
      - 抗感染治疗
    - 对症支持治疗
      - 遵医嘱予以药物退热治疗（对乙酰氨基酚/非甾体抗炎药）
      - 物理降温
      - 可适当补充水、电解质、营养物质

伴随症状

- **寒战** —— 败血症、急性溶血或输血反应、急性肾盂肾炎、急性胆囊炎、大叶性肺炎、流行性脑膜炎、疟疾、出血热、钩端螺旋体病、药物热
- **结膜充血** —— 麻疹、斑疹伤寒、流行性出血热、钩端螺旋体病
- **单纯疱疹** —— 大叶性肺炎、流行性脑膜炎
- **淋巴结肿大** —— 传染性单核细胞增多症、风疹、淋巴结结核、局部化脓性感染、白血病、丝虫病、淋巴瘤、转移癌
- **肝脾大** —— 传染性单核细胞增多症、病毒性肝炎、肝及胆道感染、布鲁菌病、结缔组织病、黑热病、急性血吸虫病、白血病、疟疾、淋巴瘤
- **出血** —— 流行性出血热、病毒性肝炎、恶性组织细胞病、再生障碍性贫血、败血症、斑疹伤寒
- **关节痛/关节炎** —— 败血症、猩红热、布鲁菌病、风湿热、结缔组织病、痛风
- **皮疹** —— 麻疹、猩红热、风疹、水痘、斑疹伤寒、风湿热、结缔组织病，药疹
- **昏迷**
  - 先发热后昏迷 —— 流行性乙型脑炎、斑疹伤寒、流行性脑膜炎、中毒性痢疾、中暑
  - 先昏迷后发热 —— 脑出血、巴比妥类药物中毒

水肿：是指人体组织间隙有过多的液体积聚使组织肿胀。可为全身性水肿和局部性水肿，其病因多样，可涉及肾脏疾病、肝脏疾病、心脏疾病等。水肿可影响患者活动及舒适度，引发皮肤破损、感染等临床问题。水肿的治疗主要是对症治疗和积极的原发病治疗。水肿的护理对策包括饮食、容量、皮肤、用药等多方面的管理和健康宣教，以缓解患者水肿症状，提高舒适度和患者生活质量。

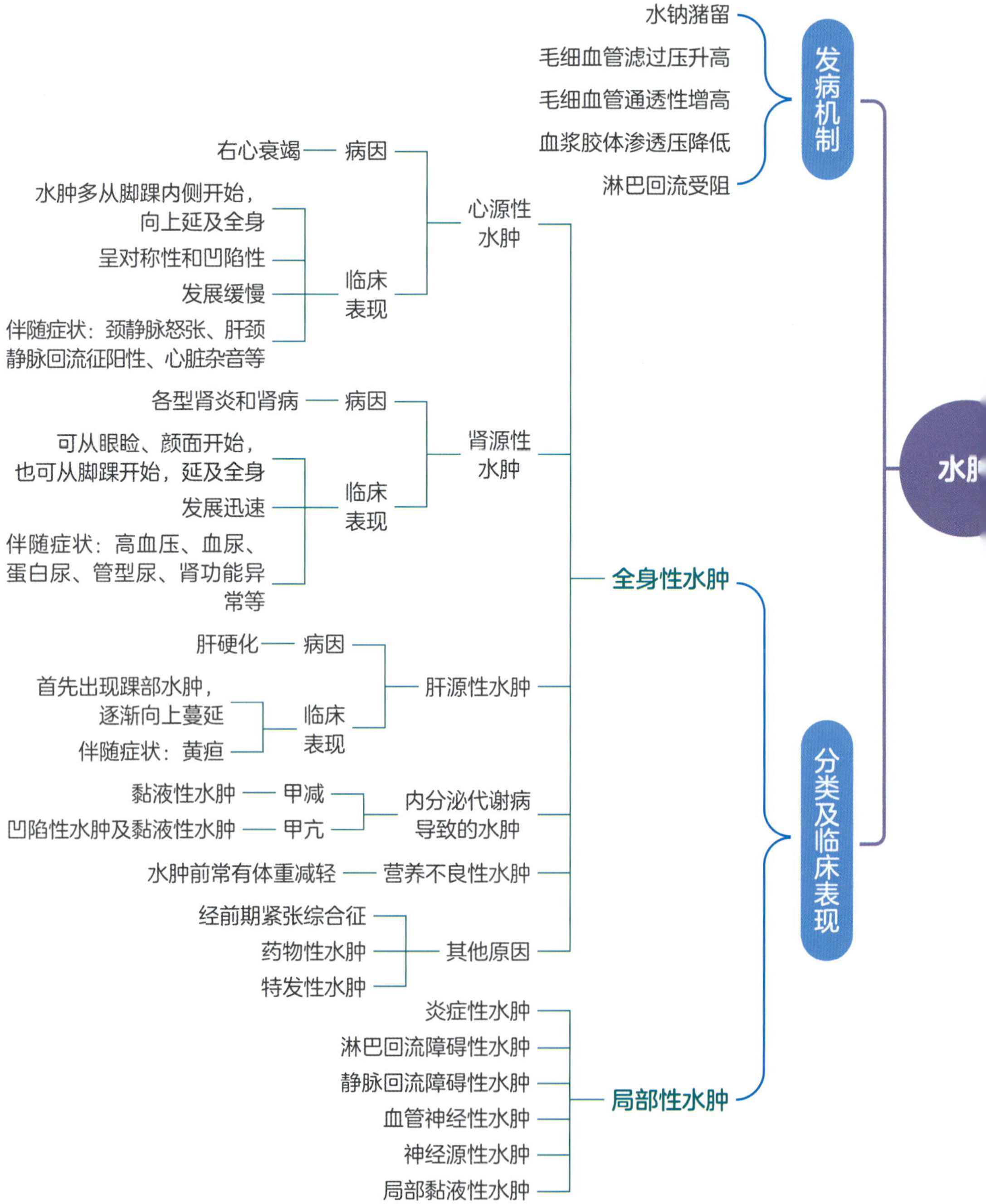

- 治疗
  - 药物治疗
    - 心源性水药 —— 以利尿剂、正性肌力药物、血管扩张剂等药物为主
    - 肾源性水药 —— 以利尿剂、白蛋白等药物为主
    - 肝源性水药 —— 以利尿剂、白蛋白等为主
    - 针对原发病治疗
  - 对症治疗
    - 胸腔引流
    - 腹腔引流
    - 透析治疗
- 护理
  - 一般护理措施
    - 抬高水肿肢体，促进回流
    - 严重水肿时卧床休息
  - 饮食管理
    - 限制钠盐摄入
    - 肾脏疾病：优质蛋白质饮食
  - 容量管理
    - 以量出为入为原则
    - 记录24小时出入量
    - 监测空腹体重
    - 监测血压
  - 皮肤管理
    - 预防皮肤感染
    - 预防压力性损伤
    - 观察水肿部位变化
  - 用药管理
    - 观察利尿剂应用效果：监测尿量、监测电解质变化
  - 管路维护
    - 观察引流液性质、量
    - 透析导管维护
    - 预防感染
  - 健康宣教
    - 防跌倒宣教
    - 皮肤保护宣教
    - 饮食宣教
    - 药物指导

贫血：是临床最常见的表现之一，是血红细胞容量减少，不能运输足够的氧至组织而产生的综合征。是一种疾病的病理状态，不是一个单独疾病。造成贫血的病因包括红细胞生成减少、红细胞破坏增多或失血，通常需要结合病史、症状、体征及相应的辅助检查明确贫血的病因。患者主要表现为乏力、皮肤黏膜苍白、头晕、心悸、气短等。护理对策包括限制活动、调整饮食结构及遵医嘱服药，并在医生指导下采取病因治疗、药物、输血支持、脾切除术或造血干细胞移植等方式治疗，纠正贫血，缓解贫血症状。

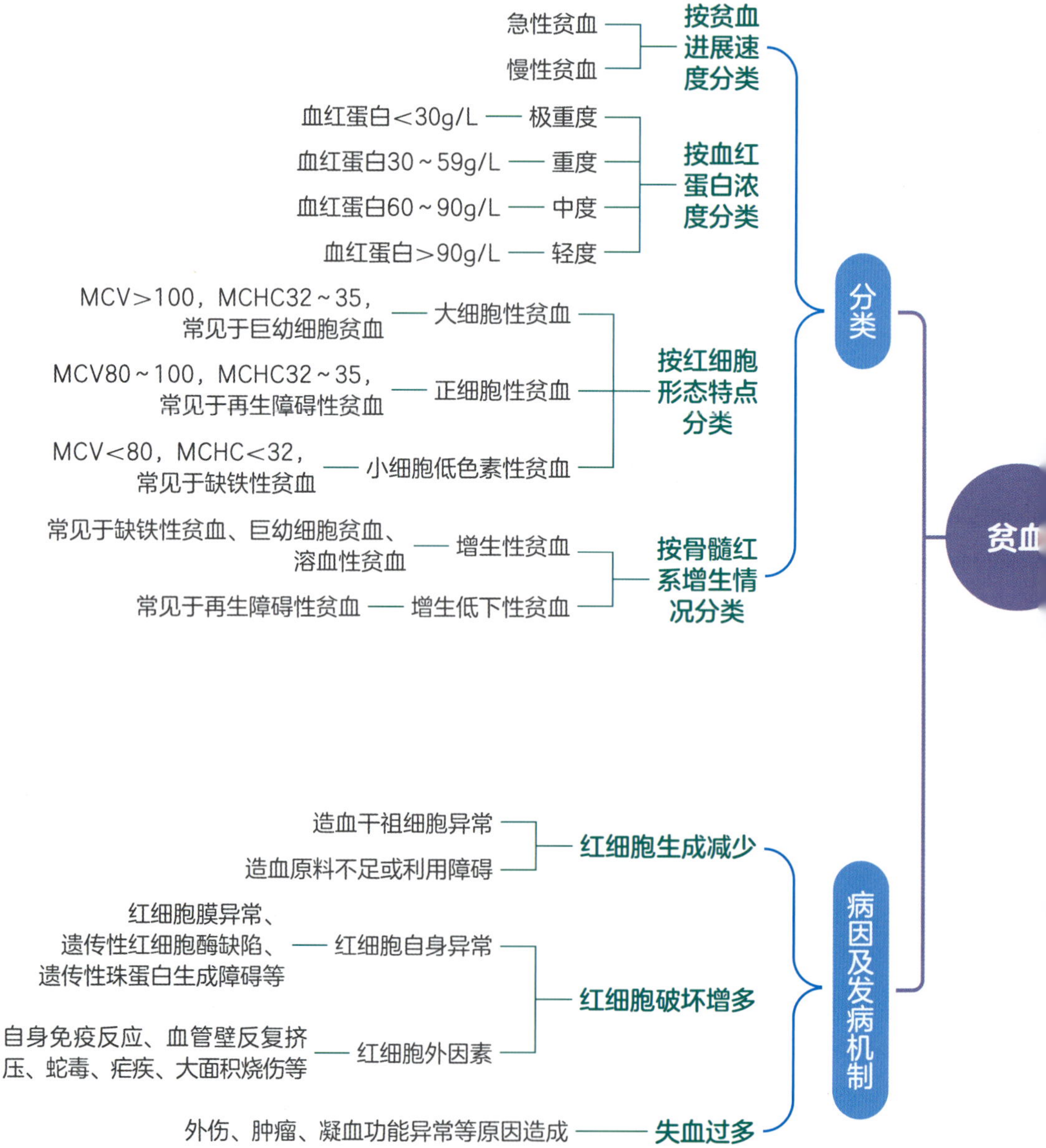

- **临床表现**
  - **皮肤黏膜**：皮肤黏膜苍白，是贫血最突出的体征，皮肤干燥，毛发干枯
  - **骨骼肌肉系统**：疲乏无力为贫血最常见和出现最早的症状
  - **神经系统**：头晕、头痛、失眠、多梦等
  - **循环系统**：心悸、气促，活动后明显加重
  - **呼吸系统**：呼吸加快及不同程度的呼吸困难
  - **消化系统**：消化不良、腹胀、食欲缺乏、便秘
- **诊断**
  - **病史**：现病史、既往史、家族史、营养和月经生育史、危险因素暴露史
  - **体格检查**
    - 贫血对各系统的影响
    - 贫血的伴随表现：溶血、出血、浸润、感染、营养不良、自身免疫异常等
  - **血液检查**
    - 血红蛋白及红细胞计数是确定患者有无贫血及其严重程度的基本检查项目
    - MCV、MCHC有助于贫血的形态学分类及其病因诊断
    - 网织红细胞计数有助于贫血的鉴别诊断及疗效的观察与评价
  - **骨髓检查**：是反映骨髓增生程度、造血组织的结构、细胞成分、形态变化等，包括：骨髓细胞涂片分类和骨髓活检
- **治疗**
  - **病因治疗**：原发病比贫血本身的危害严重得多，其治疗也比贫血更为重要。在病因诊断未明确时，不应乱用药物使情况复杂，增加诊断上的困难
  - **药物治疗**：切忌滥用补血药物，严格掌握适应证
    - 巨幼细胞性贫血：维生素B_{12}及叶酸
    - 缺铁性贫血：铁剂治疗，一般口服右旋糖酐铁、富马酸亚铁、琥珀酸亚铁等
    - 肾性贫血：促红细胞生成素
    - 再生障碍性贫血：雄激素、环孢素、抗淋巴细胞球蛋白、抗胸腺细胞球蛋白
    - 自身免疫性溶血性贫血：糖皮质激素、免疫抑制剂
  - **输血**：迅速减轻或纠正贫血，必须正确掌握输血适应证
  - **手术治疗**：脾脏是破坏血细胞的重要器官，与抗体的产生也有关
  - **骨髓移植**：在患者体内重建造血和免疫功能，适用于有指征的再生障碍性贫血及部分重症遗传性贫血患者

出血倾向：是指个体在受到轻微创伤或没有明显外部刺激的情况下，表现出异常的出血现象或易于出血的状态。该病的常见原因有血管壁异常、血小板异常、凝血功能异常，皮肤黏膜出血常是首发表现。护理对策包括全面的病情评估、有效的止血措施、预防再出血、积极的心理支持及健康教育，从而有效缓解患者痛苦、提高治疗效果和患者生活质量。

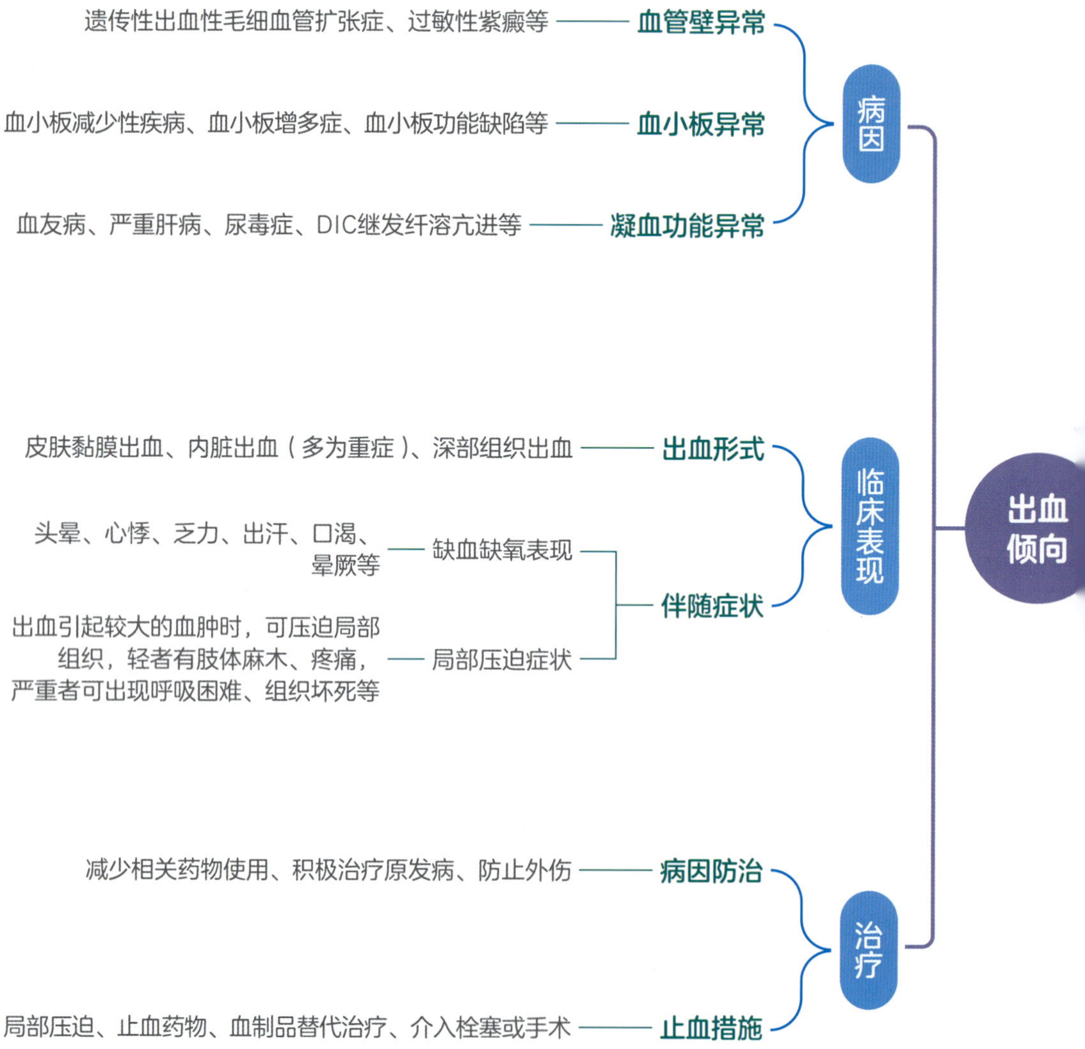

- **一般护理**
  - 观察患者出血发生部位、表现形式、发展或消退情况
  - 监测生命体征，观察患者意识状态
  - 嘱患者卧床休息，减少活动，并且满足患者的基本生活需要
  - 观察有无内脏出血及颅内出血征象
  - 遵医嘱输入止血药物、血小板、新鲜血浆、凝血因子和补充液体
  - 出血量少时，协助止血，如压迫止血、局部冷敷；大量出血时，迅速建立静脉输液通道，输入液体及止血药物等
- **出血预防**
  - 进食易消化的软食，尽量不吃油炸、硬的食物
  - 用软毛牙刷刷牙，出血倾向严重时，可以用棉棍清洁口腔
  - 活动时动作轻柔，避免碰撞
  - 尽量不使用锐利器皿，以免划伤皮肤
  - 尽量避免深部肌内注射，各种穿刺后，局部加压止血，需用力按压5～10分钟
  - 保持大便通畅，必要时可以服用缓泻剂，防止因用力排便导致内脏出血、颅内出血
- **健康教育**
  - 告知患者及家属能够引起或加重出血的因素
  - 告知患者避免使用抗血小板类药物和抗凝药物，如阿司匹林、华法林等
  - 自我观察出血倾向，及时汇报医护人员
  - 给予患者心理安慰，鼓励患者说出自己的感受，耐心倾听患者的诉说，减轻心理压力

咳嗽与咳痰：是机体的防御性神经反射，有利于清除呼吸道分泌物和有害因子。痰是气管、支气管的分泌物或肺泡内的渗出液，借助咳嗽将其排出称为咳痰。急性咳嗽的常见病因为普通感冒和急性气管-支气管炎。应注意区分是否伴有危重症，如急性心肌梗死、左心功能不全、肺炎、气胸、肺栓塞及异物吸入等。频繁剧烈的咳嗽，特别是慢性咳嗽，对患者的工作、生活和社会活动造成严重影响，如血压升高、心律失常、血管破裂、气胸、尿失禁、晕厥、失眠、抑郁、焦虑等。护理对策包括饮食与活动指导、病情观察、促进有效咳嗽和有效排痰、遵医嘱用药等。

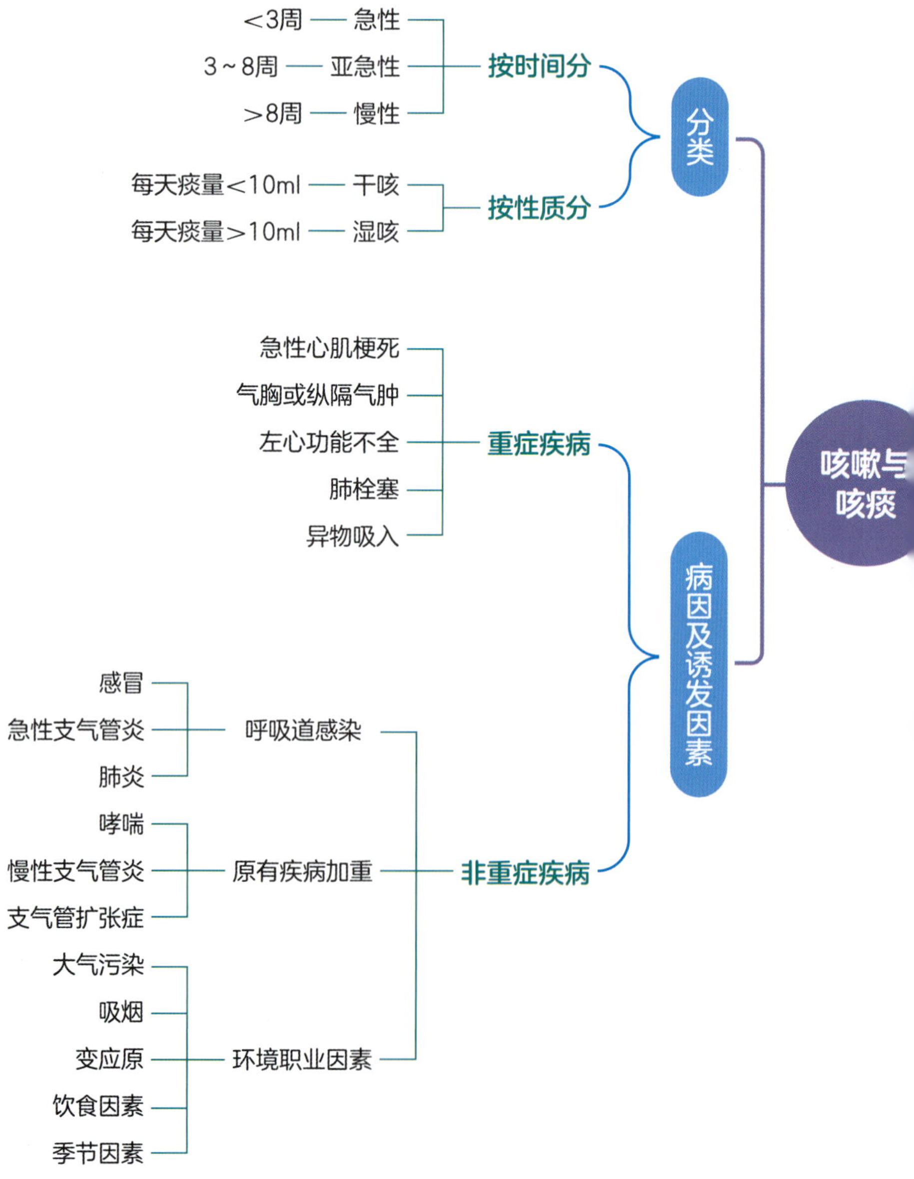

- **治疗**
  - **急性**
    - 普通感冒 —— 对症治疗
      - 必要时应用抗感染药物
      - 减充血剂与抗组胺药
      - 镇咳化痰药物
      - 解热镇痛药
    - 急性支气管炎
      - 剧烈干咳者可适当应用镇咳药物
      - 有痰而不易咳出者推荐使用祛痰药物或黏痰溶解剂
      - 必要时应用抗感染药物
  - **亚急性**
    - 明确咳嗽是否继发于先前的呼吸道感染，并进行对症治疗
    - 治疗无效者，再考虑其他病因并参考慢性咳嗽诊断流程进行诊治
  - **慢性（根据病因诊断进行治疗）**
    - 推荐吸入ICS（吸入性糖皮质激素）联合支气管舒张剂，如长效β_2受体激动剂或单用ICS治疗
    - 短期口服糖皮质激素治疗（10～20mg/d，3～5天）或使用超微颗粒的吸入制剂。不推荐长期口服糖皮质激素

- 咳嗽与咳痰
  - 护理
    - 一般护理
      - 适当活动，注意休息
      - 饮食——高蛋白、高维生素，避免油腻、辛辣刺激的食物
      - 心理护理
    - 病情观察
      - 咳嗽咳痰的频次、性状和量
      - 有无咳痰无力
      - 有无胸痛、咯血、发热等伴随症状
      - 意识障碍或咳痰无力患者，要警惕窒息的风险

- 护理（续）
  - **促进有效咳嗽**
    - 指导性咳嗽
      - 坐位，上身前倾，双肩放松
      - 缓慢深吸气，使肺泡充气足量
      - 屏气1秒，张口连咳3次，咳嗽时收缩腹肌
      - 停止咳嗽，缩唇缓慢呼气
      - 重复2～3个以上动作
    - 用力呼气技术
      - 嘱患者深慢吸气后，主动呼气1～2次，要求患者发出“哈”声，以开启声门
    - 主动呼吸循环技术
      - 呼吸控制、胸廓扩张运动和用力呼气技术的结合
  - **促进有效排痰**
    - 气道温湿化
    - 体位引流
    - 外振荡
      - 振动和叩击
      - 高频胸壁振荡
    - 内振荡
      - 振动呼气末正压
      - 肺内叩击通气
    - 必要时吸痰
  - **吸入药物护理**
    - 吸入装置的正确使用

咯血：是指喉及喉部以下呼吸道任何地方出血，并经口腔排出。咯血的病因包括：生理性因素和病理性因素，特别常见于肺部肿瘤、肺结核、支气管扩张、肺栓塞、应用抗凝药患者或介入手术检查后等情况。咯血量分为小量、中等量和大量咯血，临床上常出现伴随症状，咯血最危重的并发症为窒息和休克。护理对策包括咯血的急救、应用止血药物、保持呼吸道通畅、稳定血流动力学指标、去除病因、避免吸入性肺炎的护理等措施，同时还要关注患者及家属的心理状态，以提升患者的配合程度和生活质量。

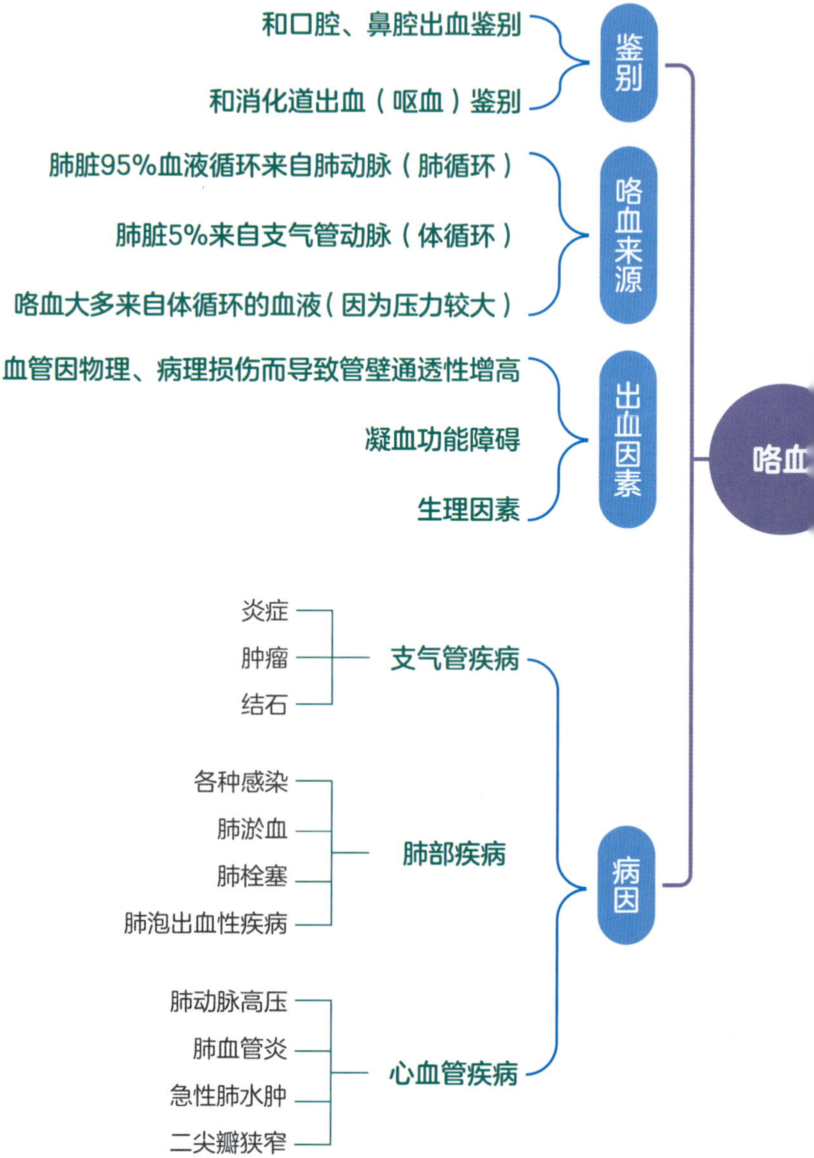

- 病因（续）
  - 血液系统疾病
    - 白血病
    - 血小板减少性紫癜
    - 血友病
    - 再生障碍性贫血
  - 急性传染病
    - 流行性出血热
    - 肺出血型钩端螺旋体病
  - 免疫系统疾病
    - 结节性多动脉炎
    - 系统性红斑狼疮（SLE）
    - Wegener肉芽肿
  - 生理性疾病
    - 子宫内膜异位症
  - 医源性因素
    - 抗凝治疗
    - 检查（如喉镜）
    - 手术损伤
- 临床表现
  - 咯血量
    - 小量咯血 — 小于100ml/24h
    - 中等量咯血 — 100～500ml/24h
    - 大咯血
      - 大于500ml/24h
      - 或一次咯血100～500ml
  - 咯出物颜色和性状
    - 砖红色胶冻样痰 — 肺炎克雷伯菌肺炎
    - 铁锈色血痰
      - 肺炎球菌肺炎
      - 肺吸虫病
      - 肺泡出血
    - 暗红色
      - 二尖瓣狭窄
      - 肺栓塞
    - 鲜红色
      - 肺结核
      - 支气管扩张
      - 肺脓肿
      - 出血性疾病
    - 浆液性粉红色泡沫样痰 — 左心衰竭

- 咯血
  - 伴随症状/体征
    - 伴发热
      - 肺结核
      - 肺炎
    - 伴胸痛
      - 肺结核
      - 肺炎
      - 肺栓塞
      - 肺癌
    - 伴高调金属音咳嗽咳痰
      - 肺癌
    - 伴脓痰
      - 肺脓肿
      - 支气管扩张
      - 空洞性肺结核
      - 肺癌
    - 伴皮肤黏膜出血
      - 血液系统疾病
      - 风湿性疾病
    - 伴杵状指
      - 支气管扩张
      - 肺脓肿
      - 肺癌
    - 伴黄疸
      - 钩端螺旋体病
      - 金黄色葡萄球菌肺炎
      - 肺栓塞
  - 好发人群
    - 青壮年
      - 肺结核病史
      - 支气管扩张病史
      - 二尖瓣狭窄病史
    - 40岁以上有长期吸烟史
      - 考虑支气管肺癌
    - 儿童慢性咳嗽伴少量咯血
      - 低色素贫血
      - 特发性含铁血黄素沉着症

- 治疗
  - 一般治疗
    - 卧床休息
    - 生命体征监测
    - 营养支持
    - 输血治疗
  - 药物治疗
    - 少量或中等量咯血
      - 氨甲环酸
      - 氨基己酸
      - 卡络磺钠
      - 维生素K_1
      - 云南白药
    - 大咯血
      - 垂体后叶激素
      - 酚妥拉明
      - 鱼精蛋白
      - 血管活性药
  - 手术治疗
    - 支气管动脉栓塞术
    - 肺切除术
  - 支气管镜检查
    - 诊断出血部位
    - 止血治疗
- 护理
  - 卧床休息 — 体位要求：患侧卧位，头偏向一侧
  - 饮食
    - 少量咯血：温凉饮食
    - 大咯血：禁食水
  - 保持呼吸道通畅
    - 有效咳痰
      - 雾化治疗
      - 手法叩背（遵医嘱、轻柔）
    - 经口鼻吸痰 — 引出血凝块和气道分泌物
    - 气管插管
  - 窒息的抢救
    - 体位：头低足高，头偏向一侧
    - 床旁备负压，保证呼吸道通畅
    - 氧疗支持：高流量吸氧
    - 呼吸支持：气管插管或气切
    - 循环支持：补液、升压药、输血
  - 病情观察
    - 咯血的量、色、性质、出血速度
    - 生命体征+意识状态
    - 窒息征象 — 胸闷、气促、呼吸困难、发绀、面色苍白、出冷汗、烦躁不安
    - 并发症 — 阻塞性肺不张、肺部感染、休克

胸痛：是指发生在颈部以下、肋骨下缘以上的疼痛。引起胸痛的原因复杂多样，主要是胸部疾病所致，如冠心病、主动脉夹层、肺栓塞、气胸、胸膜炎；也可由其他疾病引起，如带状疱疹、心理疾病等。疼痛的程度分为剧烈、轻微和隐痛。根据病因的不同，胸痛的性质也多种多样，严重时可危及生命。针对胸痛的护理对策包括及时鉴别胸痛原因给予相应处理，对胸痛患者应立即监测生命体征，循环不稳定患者应立即准备抢救，循环稳定患者应协助医生进行下一步鉴别及处理，尽早查清病因予以处理，保障患者安全。

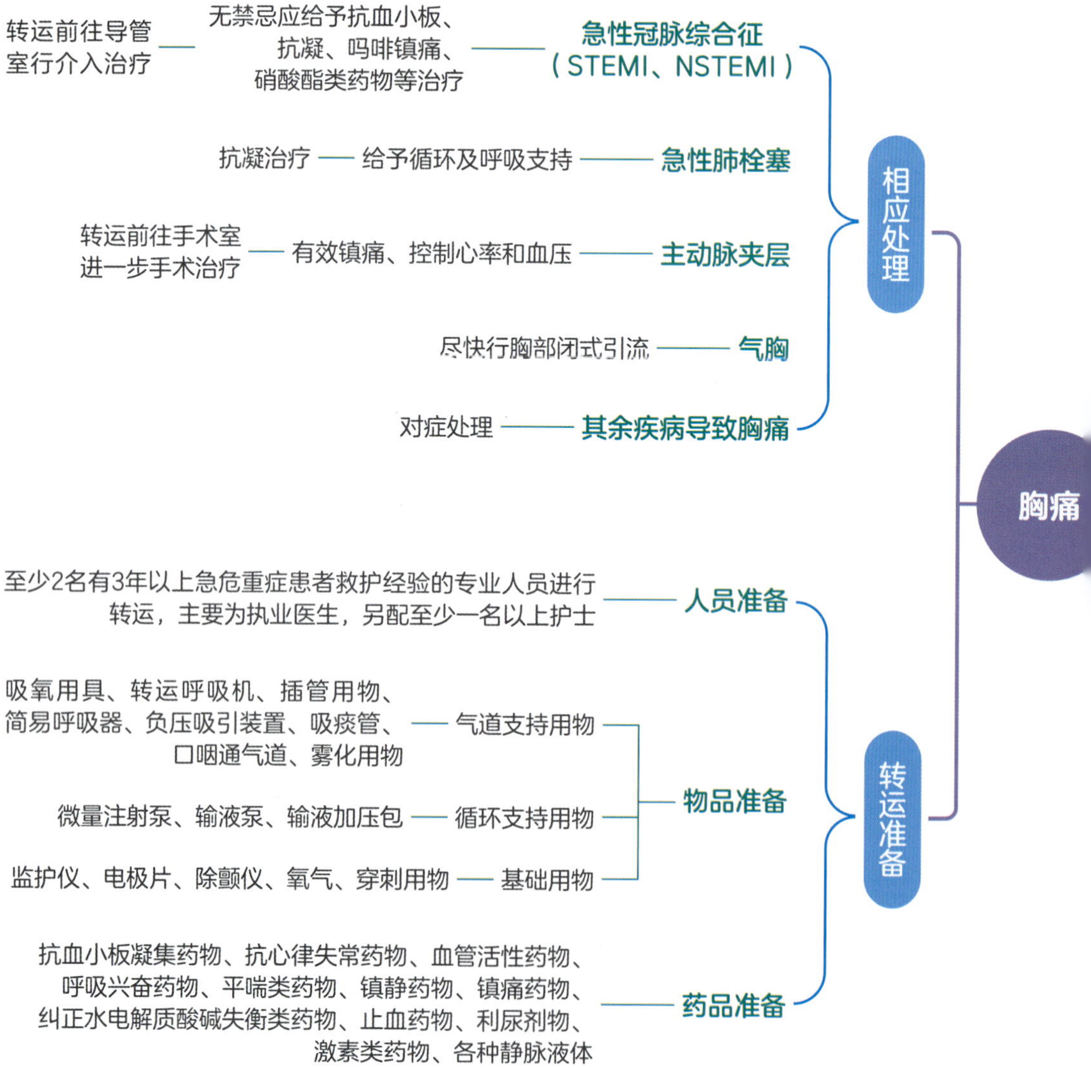

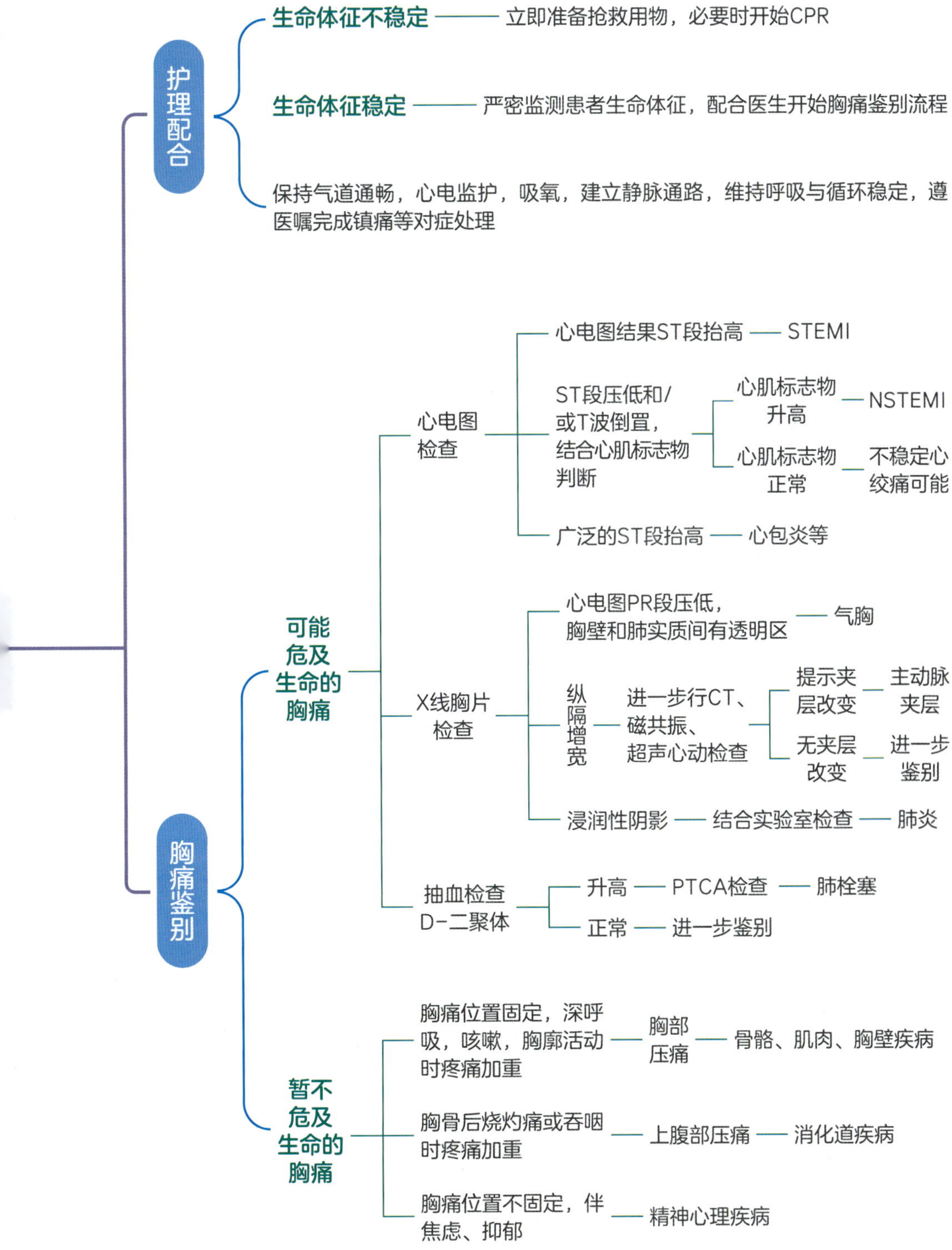
护理配合
生命体征不稳定
立即准备抢救用物，必要时开始CPR
生命体征稳定
严密监测患者生命体征，配合医生开始胸痛鉴别流程
保持气道通畅，心电监护，吸氧，建立静脉通路，维持呼吸与循环稳定，遵医嘱完成镇痛等对症处理
胸痛鉴别
可能危及生命的胸痛
心电图检查
心电图结果ST段抬高
STEMI
ST段压低和/或T波倒置，结合心肌标志物判断
心肌标志物升高
NSTEMI
心肌标志物正常
不稳定心绞痛可能
广泛的ST段抬高
心包炎等
X线胸片检查
心电图PR段压低，胸壁和肺实质间有透明区
气胸
纵隔增宽
进一步行CT、磁共振、超声心动检查
提示夹层改变
主动脉夹层
无夹层改变
进一步鉴别
浸润性阴影
结合实验室检查
肺炎
抽血检查D-二聚体
升高
PTCA检查
肺栓塞
正常
进一步鉴别
暂不危及生命的胸痛
胸痛位置固定，深呼吸，咳嗽，胸廓活动时疼痛加重
胸部压痛
骨骼、肌肉、胸壁疾病
胸骨后烧灼痛或吞咽时疼痛加重
上腹部压痛
消化道疾病
胸痛位置不固定，伴焦虑、抑郁
精神心理疾病

呼吸困难：是主观感觉和客观征象的综合表现，患者主观上感觉吸气不足，呼吸费力，客观上表现为呼吸频率、节律和深度的改变。严重时可出现张口呼吸、鼻翼扇动、端坐呼吸，甚至发绀。呼吸困难是呼吸衰竭的主要临床症状之一。其病因可能由呼吸系统疾病、心血管系统疾病、其他疾病等引起，包括肺源性呼吸困难、心源性呼吸困难、中毒性呼吸困难。应用病因治疗、对症治疗、药物治疗和手术治疗等来缓解患者不适症状，提高生活质量。

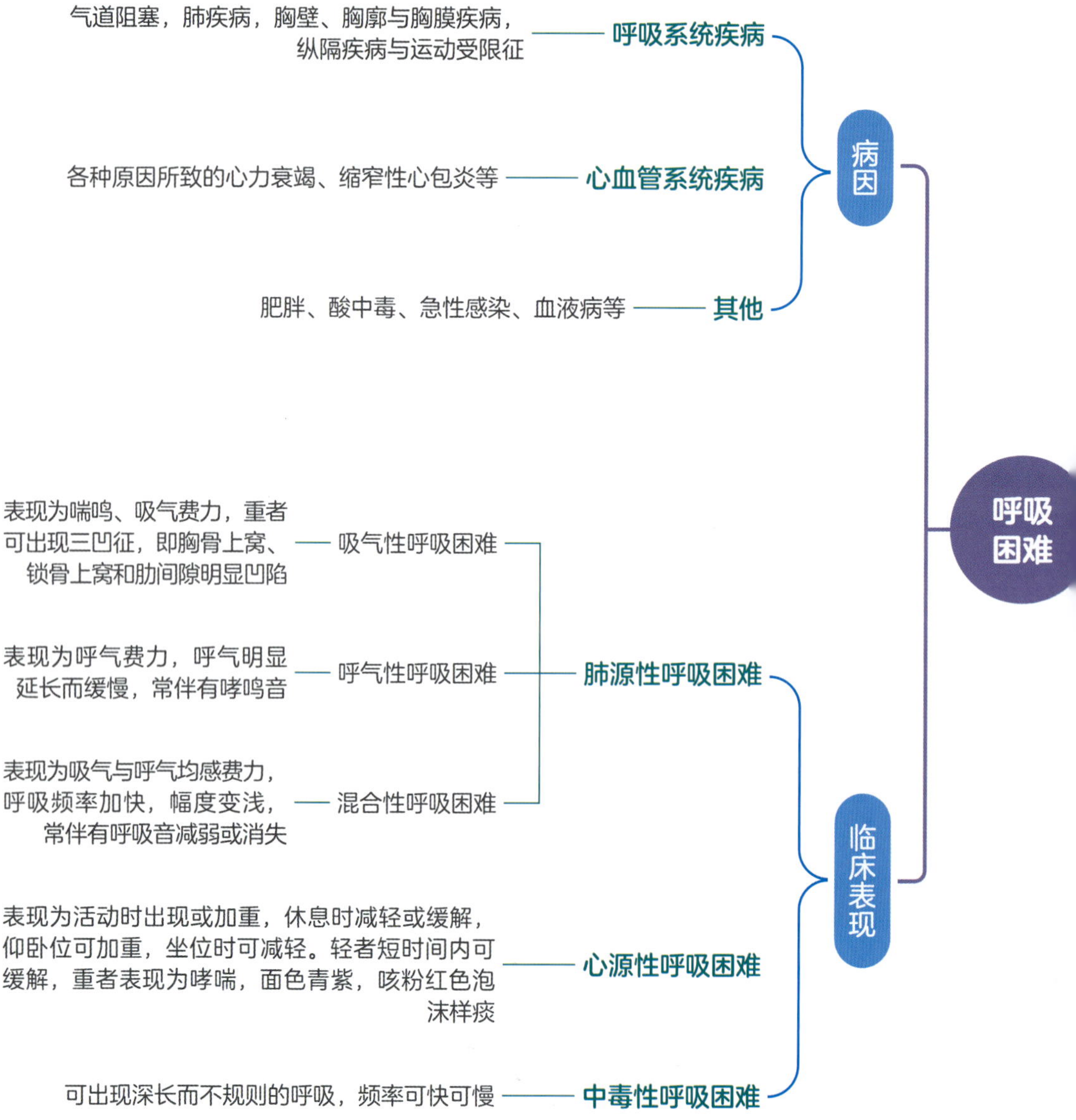

- 诊断
  - 病史：心、肺及肾脏病史，支气管哮喘发作史，中毒史，粉尘或异物吸入史，过敏史等
  - 临床表现：首先确定是否为呼吸困难，观察患者呼吸频率、深度、节律，呼吸方式，有无“三凹征”
  - 辅助检查：支气管镜及胸腔镜检查——血细胞分析、痰培养、肺功能检查、肺动脉造影、心电图、超声心动图、超声波检查、肺动脉造影、放射性核素通气/血流扫描等
- 治疗
  - 病因治疗：当诊断确立后进行病因治疗。如及时取出呼吸道异物、解除喉痉挛、切除新生物、切开并引流咽部脓肿、处理心力衰竭、控制哮喘发作、抽出胸腔积液或积气等
  - 对症治疗
    - 一般治疗：患者取半卧位，给予患者吸痰，适当补液，严重贫血者纠正贫血等
    - 氧疗：吸氧，氧流量及浓度根据病情而定
  - 药物治疗：镇静剂、呼吸兴奋剂、肾上腺皮质激素类药物、抗菌素及其他药物对症治疗

心悸：是指患者自觉心脏搏动异常强烈、快速或不规则的一种症状。其病因多样，可能涉及心血管系统疾病、内分泌紊乱、焦虑和精神压力、药物副作用等。心悸不仅影响患者的生活质量，还可能伴随胸痛、气短、头晕等临床症状，如果是严重的器质性心脏病导致的心悸，可能会导致患者晕厥或猝死。护理对策包括保持情绪稳定、避免过度紧张和焦虑、调整饮食结构、适量运动增强心脏功能，并在医生指导下针对病因进行药物治疗或其他医疗干预，以缓解心悸症状，提高患者生活质量，降低猝死风险。

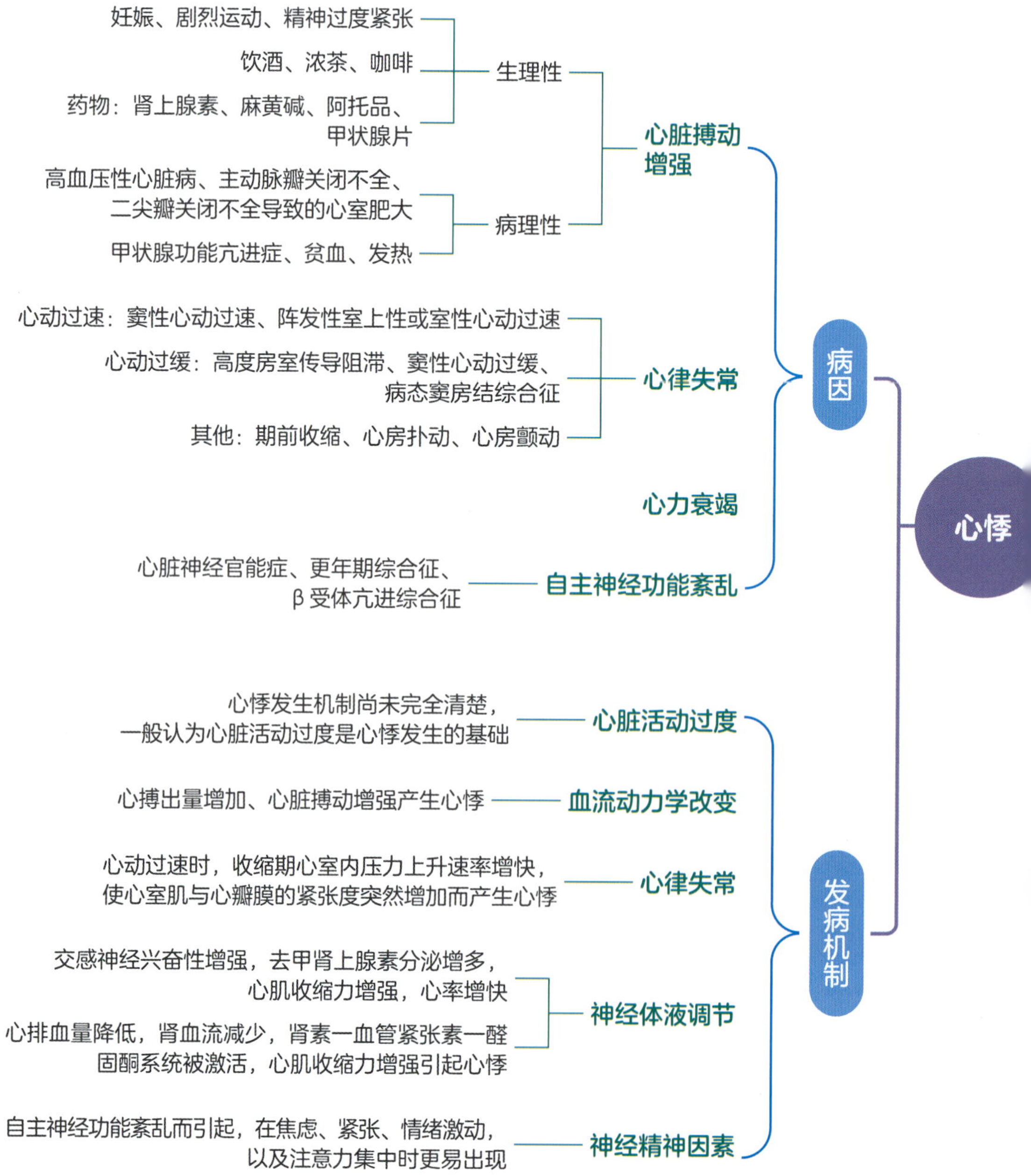

- **临床表现**
  - **心悸的特点** —— 发作性心慌不安，心跳剧烈，不能自主，或一过性、阵发性，或持续时间较长，或一日数次发作，或数日一次发作
  - **伴随症状**
    - 心悸伴疼痛 —— 常见于冠状动脉粥样硬化性心脏病、心绞痛、心肌梗死、心肌炎、也可见于心脏神经症等
    - 发热 —— 常见于急性传染病、风湿热、心肌炎、感染性心内膜炎
    - 晕厥或抽搐 —— 高度窦房传导阻滞，心室颤动，阵发性室性心动过速，病态窦房结综合征等
    - 贫血 —— 各种原因引起的贫血
    - 呼吸困难 —— 急性心肌梗死
    - 消瘦及出汗 —— 甲状腺功能亢进症
- **诊断**
  - **了解病史** —— 心悸的诱因、持续时间、缓解因素
  - **辅助检查** —— 心电图、常规实验室检查、超声心动图，必要时需要做心脏电生理检查等
- **治疗**
  - **心律失常引起的心悸** —— 胺碘酮、美托洛尔、美西律、维拉帕米、阿托品
  - **贫血引起的心悸** —— 纠正贫血，大多为缺铁性贫血，可行补铁治疗
  - **甲状腺功能亢进症引起的心悸** —— 采取抗甲状腺功能亢进症药物治疗（丙硫氧嘧啶、甲巯咪唑等）或手术治疗（甲状腺大部切除术）或放射碘治疗
- **健康教育**
  - 注意调节情志，控制情绪，防止喜怒等七情过极
  - 低盐低脂饮食，忌烟酒、浓茶
  - 适当参加体育锻炼，如散步、太极拳、体操、气功等，注意预防感冒
  - 定期体检

恶心：是指一种想要呕吐的不愉快感觉。

呕吐：是指胃内容物被强有力地排出。恶心、呕吐的影响因素众多，可能与患者身体状况、使用化疗药物、麻醉药物或其他致吐药物等有关。剧烈的恶心呕吐可能引起患者出现呕血、腹痛、意识改变等症状，严重影响患者的生活质量。恶心呕吐的护理对策包括评估症状、评估风险、避免误吸、调整饮食结构、保持个人卫生、缓解焦虑情绪、观察随访等。在医生指导下采取针对性的药物、物理、心理和外科干预治疗，从而最大限度地缓解患者症状。

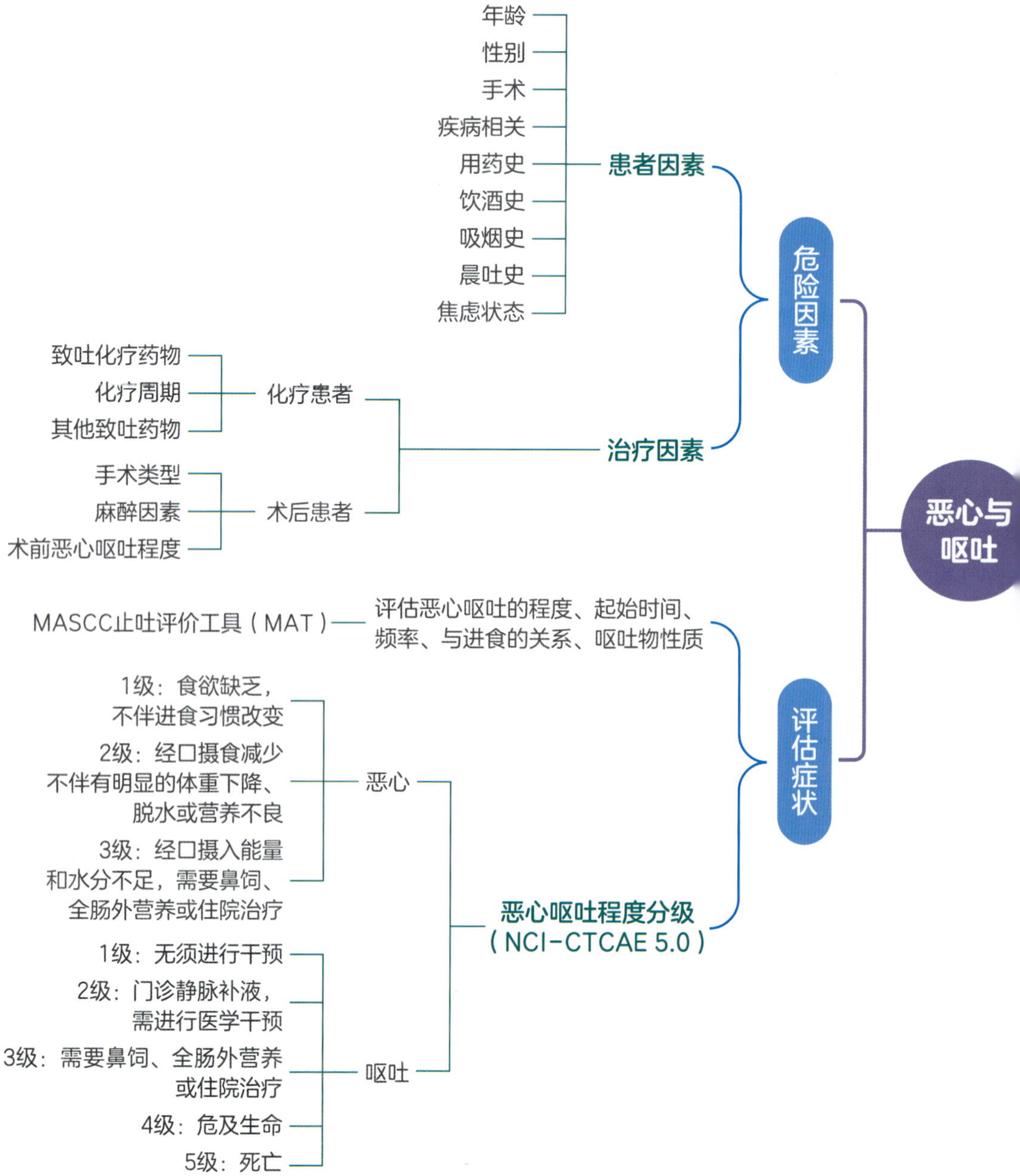

- **评估风险**
  - **化疗患者**
    - 抗肿瘤药物致吐风险分级（表4）
    - Dranitsaris的CINV风险评分系统（表5）
  - **术后患者**
    - 成人PONV简化风险评分（表6）
    - 儿童PONV简化风险评分（表7）
- **治疗**
  - **药物治疗**
    - 5-羟色胺3（5-HT_3）受体拮抗剂
    - 神经激肽1（NK1）受体拮抗剂
    - 糖皮质激素
    - 抗胆碱能药物
    - 抗多巴胺能药物
    - 抗组胺药
  - **物理治疗**
    - 按摩、催眠、咀嚼口香糖
    - 行为疗法、芳香疗法
    - 耳穴贴压、胃电刺激、心包经穴位针灸刺激
  - **心理治疗**
    - 心理干预、正念疗法、抗焦虑治疗
  - **外科干预治疗**
- **护理**
  - **立即就医**
    - 出现呕血、腹部剧痛、意识改变等紧急症状
  - **避免误吸**
    - 站立或坐位，保持身体前倾，头部略低
    - 卧床患者应将头部偏向一侧
  - **心理护理**
    - 安慰和支持
  - **饮食调整**
    - 逐渐恢复饮食，开始时给予少量清淡、易消化的食物，补充水分和电解质
  - **呕吐物处理**
    - 及时清理呕吐物，消毒处理
  - **个人卫生**
    - 帮助患者漱口、洗脸，更换衣物和床上用品
  - **观察记录**
    - 记录呕吐的时间、性质、量、生命体征

表4 常用抗肿瘤药物的致吐风险分级

高度致吐风险（呕吐发生率>90%）		
顺铂	异环磷酰胺≥2g/m^2	德曲妥珠单抗#*
AC方案或含有AC的方案（阿霉素或表阿霉素+环磷酰胺）	氮芥	戈沙妥珠单抗#
卡铂（AUC≥4）	氮烯咪胺（达卡巴嗪）	链脲菌素*#▲
环磷酰胺>1500mg/m^2	卡莫司汀>250mg/m^2	美法仑≥140mg/m^2#
表阿霉素>90mg/m^2	阿霉素>60mg/m^2	
中度致吐风险（呕吐发生率30%~90%）		
阿米福汀>300mg/m^2	伊立替康*#	罗米地辛*
苯达莫司汀	更生霉素（放线菌素）	洛铂▲
卡莫司汀△≤250mg/m^2#	柔红霉素△#▲	氯法拉滨*#▲
环磷酰胺△≤1500mg/m^2#	阿仑珠单抗*	美法仑<140mg/m^2#
阿糖胞苷>200mg/m^2	阿扎胞苷*#▲	奈达铂▲
奥沙利铂△#	氨磷汀>300mg/m^2#▲	曲贝替定△*#▲
甲氨蝶呤△≥250mg/m^2#	白介素-2 12~15mU/m^2#▲	去甲氧柔红霉素#▲
卡铂△（AUC<4）#	白消安*#▲	三氧化二砷*#▲
阿霉素△≤60mg/m^2#	苯达莫司汀*#▲	替莫唑胺*#▲
表阿霉素△≤90mg/m^2#	恩杂鲁胺▲	
伊达比星△#	放线菌素△#▲	
异环磷酰胺△<2g/m^2#	干扰素α≥10mU/m^2▲	
低度致吐风险（呕吐发生率10%~30%）		
恩美曲妥珠单抗	恩美拉瑞妥昔单抗*	卡非佐米*#▲
阿米福汀≤300mg/m^2	干扰素α 5~10mU/m^2#▲	卡妥索单抗*
卡巴他赛	高三尖杉酯碱#▲	可泮利塞#*
阿糖胞苷100~200mg/m^2	依洛珠单抗*	库潘尼西#
多西他赛	长春氟宁*	莫格利珠单抗#
阿霉素（脂质体）	米托蒽醌	奈拉滨*
艾立布林	博纳吐单抗*▲	耐昔妥珠单抗*#▲
依托泊苷	伊珠单抗奥唑米星*#	帕尼单抗*

注：AUC，曲线下面积（area under curve）。△，这些药物对特定患者可能为高致吐性；*，参考2020年美国临床肿瘤学会（American Society of Clinical Oncology，ASCO）止吐指南更新版；▲，参考2019年中国临床肿瘤学会（Chinese Society of Clinical Oncology，CSCO）抗肿瘤治疗相关恶心呕吐预防及治疗指南；#，参考美国国立综合癌症网络（National Comprehensive Cancer Network，NCCN）止吐指南2024年V1版本。

表5　Dranitsaris评分系统的风险评分算法

预测因子	化疗周期前评分
基线得分	10
风险因素	
年龄<60岁	+1
预期性恶心呕吐	+1
化疗前1天睡眠<7小时	+1
孕吐史	+1
接受铂类或蒽环类药物化疗	+2
在之前的化疗期患者在家使用非处方止吐药	+3
在之前的治疗周期中发生过CINV	+5
接受前2个周期化疗	-5
接受≥3个周期化疗	-6

表6　成人PONV简化风险评分

危险因素	分数
女性	1
非吸烟者	1
直系亲属PONV史	1
术后使用阿片类药物	1
总分	0～4

表7　儿童PONV简化风险评分

危险因素	分数
手术>30分钟	1
年龄≥3岁	1
斜视手术	1
直系亲属PONV史	1
总分	0～4

呕血：是指患者呕吐血液，由于上消化道（食管、胃、十二指肠、胃空肠吻合术后的空肠、胰腺、胆道）急性出血所致。一般将十二指肠悬韧带（十二指肠悬肌，又称Treitz韧带）以上的消化道出血称上消化道出血，以呕血为主，但也可见于某些全身性疾病。常伴有黑便，严重时可有周围循环衰竭的表现。

便血：是指消化道出血时，血从肛门排出，血呈鲜红色、暗红色或柏油样，或粪便带血，一般认为消化道出血在60ml以上即可出现黑便。护理对策包括评估患者的意识状态，呕血患者要协助采取坐位、半卧位，同时头偏向一侧，避免误吸、窒息等情况发生；便血患者注意观察大便的色、质、量；密切监测患者生命体征，必要时协助医生开展抢救及治疗工作。

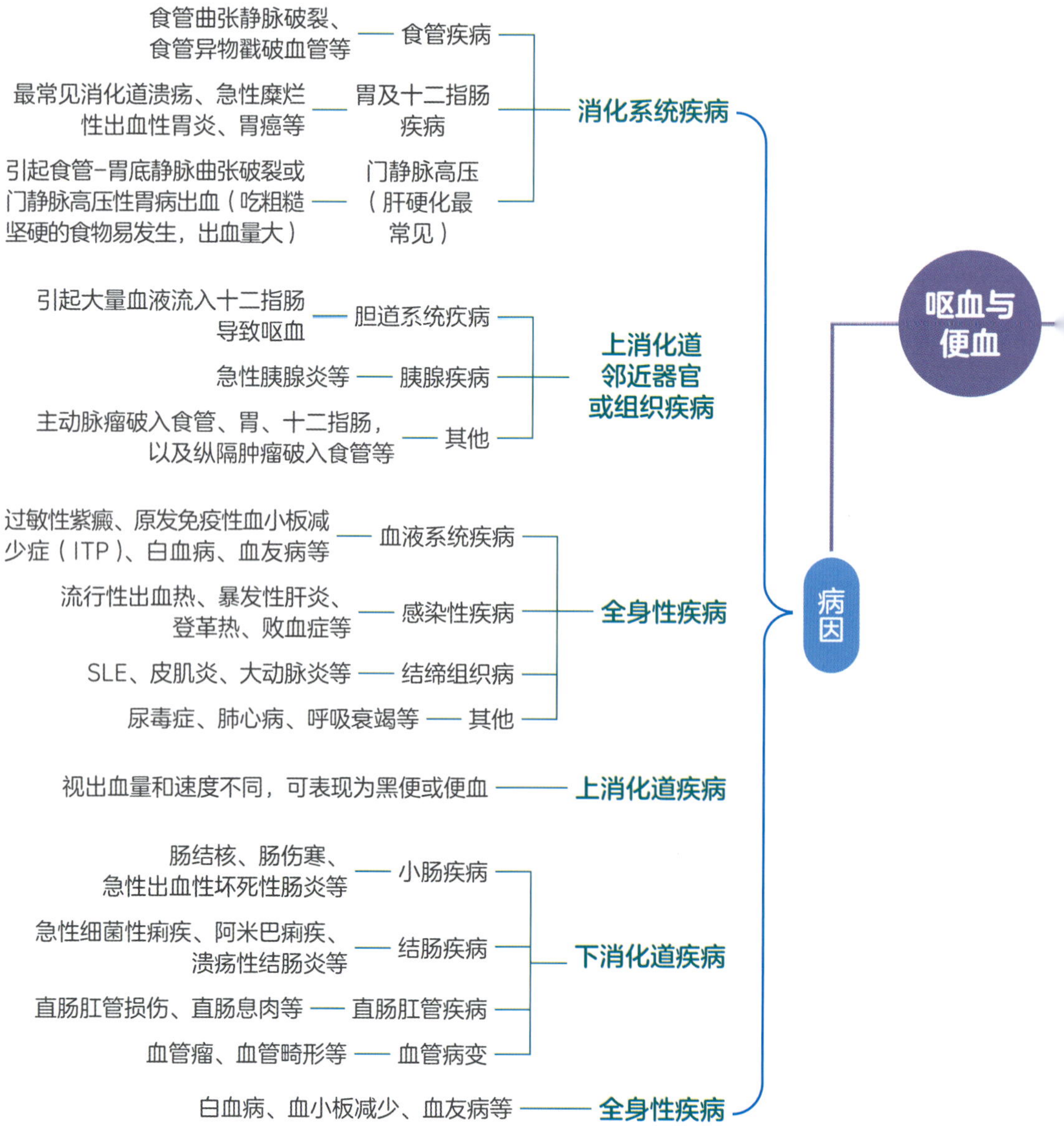

- **临床表现**
  - **出血方式** —— 急性大出血、慢性少量出血、间歇性出血
  - **出血量**
    - 大便潜血试验阳性 —— 5ml及以下
    - 潜血 —— 少量出血（5～10ml），不造成粪便颜色改变
    - 柏油样便 —— 5～60ml
    - 呕血 —— 大于300ml
    - 全身症状 —— 大于500ml
    - 周围循环衰竭 —— 短时间失血大于800ml
  - **便血**
    - 影响因素：部位、量、速度、停留时间
    - 部位
      - 上消化道及小肠
        - 停留时间长：柏油样便
        - 食用动物血、猪肝等：黑便，潜血试验阴性
        - 食用铁剂、碳粉、中药等：黑便，潜血试验阴性
      - 下消化道
        - 量少、慢、时间长：暗红色
        - 量多、快：鲜红色
      - 肛门或肛管疾病 —— 粪便表面，排便后有鲜血滴出
    - 鲜血便 —— 直肠癌、肛裂、痔疮等
    - 脓血便
      - 脓多血少：黏液脓血便，颜色鲜红 —— 细菌性痢疾
      - 脓少血多：果酱样血便 —— 阿米巴痢疾
    - 洗肉水样便伴有腥臭味 —— 急性出血性坏死性肠炎
    - 隐血便 —— 无肉眼可见的粪便颜色改变，需要潜血试验确定
    - 黑便 —— 上消化道出血时，肠道积血中的血红蛋白中的铁与肠内硫化物结合形成硫化铁，导致黑便

- 呕血与便血
  - 临床表现（续）
    - 呕血
      - 前驱症状 — 上腹部不适、恶心等
      - 呕吐物 — 血性胃内容物，其颜色与出血量、出血部位、胃内停留时间有关
      - 出血量多、在胃内停留时间短、出血位于食管及以上 — 血色鲜红或暗红，常混有血凝块
      - 出血量少、在胃内停留时间长 — 棕褐色或咖啡样呕吐物
    - 失血性周围循环衰竭
      - 10%以下出血量 — 无明显临床表现
      - 10%～20%出血量 — 头晕、乏力，无明显脉搏等变化
      - 20%～30%出血量 — 冷汗、四肢厥冷、心悸、面色苍白、脉搏加快等急性失血表现
      - 30%以上出血量 — 神志不清、血压下降、脉搏细速、呼吸急促等周围循环衰竭表现
    - 血液指标变化
      - 早期 — 失血量较少时，无明显化验指标变化
      - 长时间 — 失血量较多时，血红蛋白及血细胞比容降低
    - 其他 — 大量呕血可出现氮质血症等
  - 问诊要点
    - 确定是否为呕血 — 首先排除鼻、咽、喉及口腔出血，若是吞咽后再呕出为假性呕血
    - 呕血诱因
      - 饮酒、进食粗糙坚硬食物
      - 情绪过度紧张、过度疲劳等
      - 药物影响：阿司匹林、利血平等抗凝药
    - 呕血颜色
      - 咖啡色 — 出血量少、出血速度慢，可能是胃内病变等
      - 鲜红色呈喷射状 — 出血量大、出血速度快，可能是食管-胃底静脉曲张破裂出血等
    - 呕血量
      - 胃内积血 > 250ml — 可引起呕血
      - 一次呕血量 < 400ml — 仅有头晕等症状，多不引起全身症状
      - 一次呕血量 > 400ml — 可出现心率加快，血压下降等全身症状
      - 短时间内呕血量>1000ml — 可出现急性周围循环衰竭，甚至出现失血性休克表现
    - 病史 — 是否有溃疡史、肝病史等
    - 用药史 — 是否长期服用抗凝药、服用时间及剂量

问诊要点（续）

- 便血颜色
- 便血量
- 便血诱因

抢救措施

- **患者呕血或便血** — 判断意识，清理呼吸道
  - 有意识 — 倾听主诉、监测生命体征 — 通知主管医生床旁看患者
  - 无意识
    - 呼叫
      - 推抢救车、除颤仪、心电监护
      - 呼叫二线、呼叫RRT、通知家属
    - 判断颈动脉和呼吸
      - 有 — 监测生命体征，遵医嘱处理
      - 无 — CPR，必要时电除颤
        - 恢复 — 监测生命体征
        - 未恢复 — 继续CPR、电除颤
- **措施**
  - 绝对卧床，头偏向一侧，及时清理呼吸道，避免误吸
  - 建立多个静脉通路，配合深静脉置管等，遵医嘱补充晶体、胶体，使用血管活性药物、止血药等
  - 继续心电、血氧、血压监测
  - 禁食、严格记录出入量（尤其是尿量）
  - 配合医生抽血化验、配血
  - 根据需要配合医生予患者留置胃管，必要时准备介入或急诊手术
  - 给予患者及家属心理护理，妥善安置及安抚同室患者，做好宣教

食欲缺乏：是指人体进食的欲望降低，表现为胃口不好、食欲下降。其病因多样，常见于消化系统疾病、感染性疾病、内分泌疾病、精神或神经疾病、药物副作用等。食欲缺乏不仅会影响患者的生活，还可能造成机体营养失调。护理对策包括：配合医生进行原发病的治疗，并指导患者规律饮食、调整饮食结构、保障充足睡眠、适当运动、心理疏导、改善进食环境等，以缓解食欲缺乏、提高生活质量。

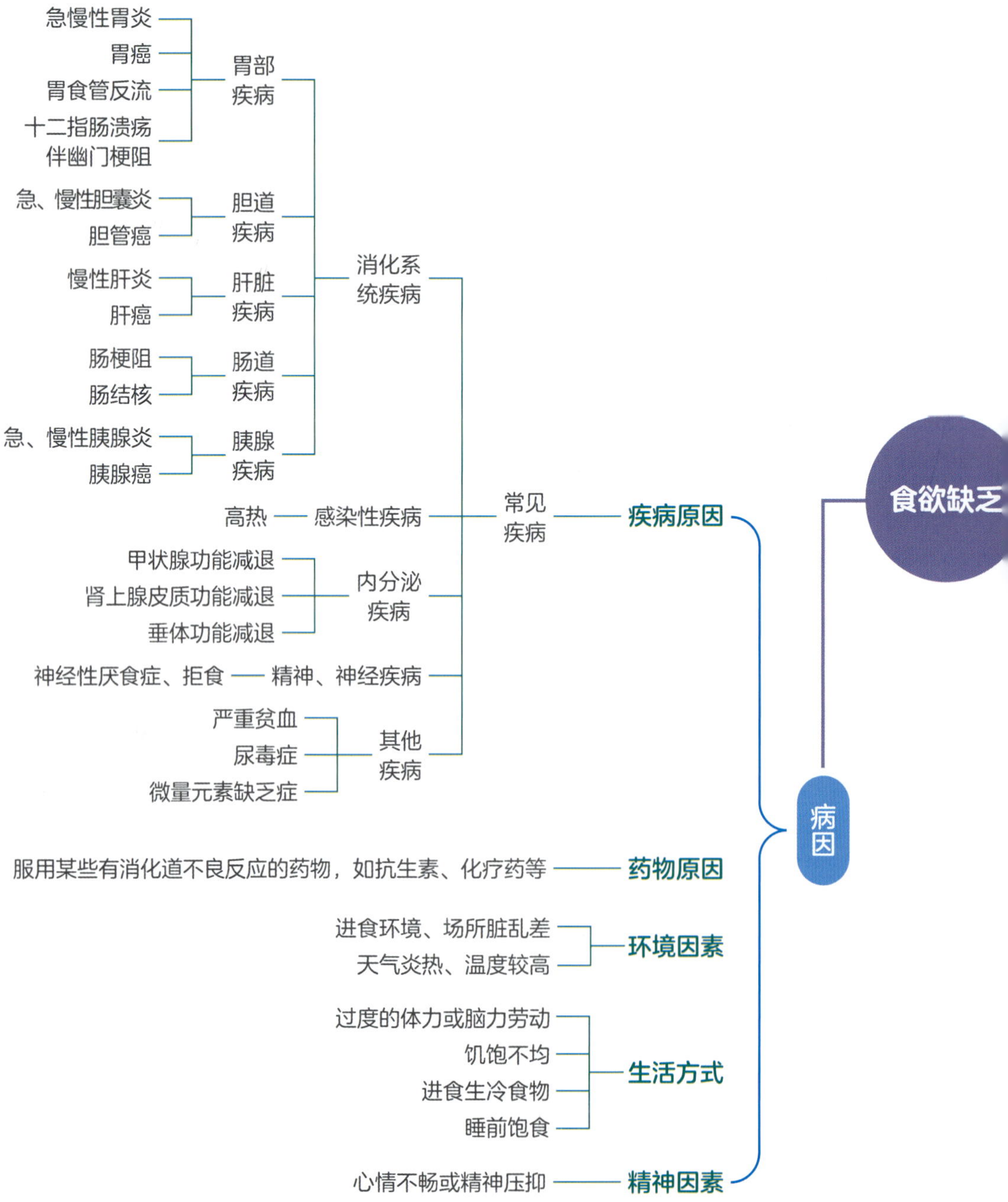

- 临床表现
  - 表现 —— 食欲减退或完全不想进食，饮食量明显减少，体重下降等
  - 伴随症状 —— 发热、头痛、恶心、呕吐、腹痛、腹泻、乏力明显、畏寒、心率减慢、抑郁等较为常见
- 诊断
  - 患者存在食欲减退的表现，即可诊断为食欲缺乏
  - 结合病史及体格检查、辅助检查，可以进一步明确导致食欲缺乏的病因
- 辅助检查
  - 体格检查 —— 检查患者是否有腹部包块、压痛、反跳痛，是否有肠鸣音亢进等
  - 实验室检查
    - 血常规 —— 炎性指标，警惕感染
    - 肝、肾功能
    - 肿瘤标志物升高 —— 警惕消化道肿瘤
    - 碳13呼气试验测定 —— 有无感染幽门螺杆菌
    - 甲状腺、肾上腺等内分泌功能检查
  - 影像学检查
    - X线钡剂造影 —— 对胃肠道病变有诊断意义
    - CT检查 —— 可确诊腹部器官的病变、病变的性质
    - 超声检查 —— 排除腹部脓肿、血肿或腹腔胀气等
    - MRI检查 —— 明确腹部实质脏器内有无病变及占位性肿物等
  - 特殊检查
    - 内镜检查 —— 检查胃肠道黏膜病变的情况
    - 微量元素测定 —— 明确是否由微量元素缺乏导致

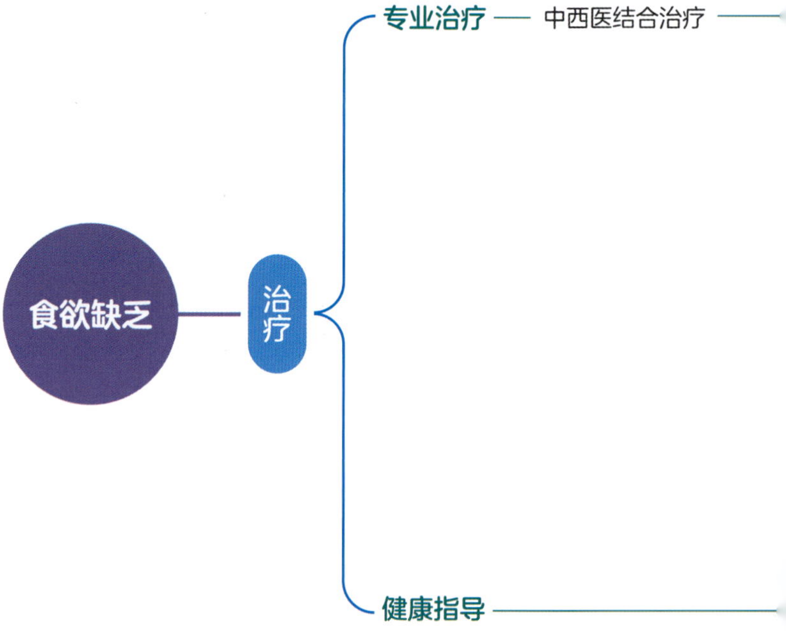
食欲缺乏
治疗
专业治疗
中西医结合治疗
健康指导

- 西医治疗 —— 治疗原发病为主
  - 胃炎 —— 药物治疗 —— 胃黏膜保护剂、抑酸剂等
  - 消化道溃疡
    - 药物治疗 —— 胃黏膜保护剂、抑酸剂等
    - 手术治疗
  - 甲状腺功能减退 —— 甲状腺激素补充治疗
  - 微量元素缺乏症 —— 补充相应缺乏的微量元素
- 中医治疗 —— 辨证论治
  - 中药方剂，如散寒温中，和胃进食，芳香化浊，消食导滞的中药
  - 推拿疗法、穴位贴敷、耳穴压丸等

- 饮食规律、优化饮食结构、调整烹调方式
- 充足睡眠
- 适当运动
- 改善进食环境
- 情绪调节、心理疏导

腹胀：是指腹部因气体过多、液体潴留或食物残渣堆积而产生的膨胀感和不适感。其病因多样，可能涉及胃肠道疾病、肝胆胰疾病、全身性疾病及饮食、情绪等因素。腹胀不仅影响患者的生活质量，还可能伴随嗳气、恶心、腹痛等临床问题，严重时甚至影响呼吸和进食。护理对策包括调整饮食结构、保持情绪稳定、适量运动促进肠胃蠕动，并在医生指导下针对病因进行药物治疗或手术治疗，以缓解腹胀症状，提高患者生活质量。

- 腹胀
  - 分类
    - 病程不同
      - 急性腹胀：主要见于腹腔内脏器破裂，多伴有腹痛，如胃肠道穿孔，脾破裂出血等，以及肠梗阻、急性胃扩张等疾病
      - 慢性腹胀：多见于慢性胃炎、慢性胆囊炎、慢性胰腺炎、幽门不完全梗阻、小肠不完全梗阻、吸收不良综合征等疾病
    - 部位不同
      - 上腹部：发生在肚脐以上的腹部，主要见于胃部疾病和肝胆与胰腺的疾病，如慢性胃炎、功能性消化不良、肝硬化、幽门梗阻、胃扩张或胃癌、胆囊炎、胰腺癌等疾病
      - 下腹部：发生在肚脐以下的腹部，多见于泌尿生殖系统疾病，女性常见的有盆腔炎、附件炎等，男性常见的有前列腺炎、前列腺增生、输尿管炎、输尿管结石等
      - 全腹部：腹胀发生在整个腹部，多见于小肠或结肠内积气过多、麻痹肠梗阻及腹膜炎等疾病
    - 时间不同
      - 腹胀多在白天明显，夜间入睡后减轻，多见于肠易激综合征
      - 常在秋冬、冬春季节变化时发作腹胀，且伴有与进食有关的腹痛，多考虑消化性溃疡
      - 饭后腹胀：每次饭后出现腹胀，考虑消化道疾病及胃肠道功能性疾病
      - 运动后或搬重物后突然出现腹胀，并伴有剧烈的腹痛，持续不能缓解者，考虑肠扭转、肠套叠
      - 腹部手术后的患者，术后腹胀持续不缓解，要考虑术中是否损伤迷走神经；若伴有发热、腹部肌紧张，考虑继发腹膜炎
    - 加重或缓解情况不同
      - 进食后缓解，症状典型者多见于消化性溃疡
      - 进食油腻食物或肉类后加重，多提示肝胆胰疾病
      - 呕吐后腹胀缓解，多见于肠梗阻、幽门梗阻等疾病
      - 排便排气后腹胀缓解，常见于便秘、肠梗阻等疾病

- 分类（续）
  - 伴随症状不同
    - 腹胀伴有腹痛——最常见于胃肠道穿孔、急性肠梗阻、胆石症、胰腺炎、肠扭转等
    - 腹胀伴有呃逆——多见于慢性胃炎、胃溃疡、幽门不全梗阻、吞气症、功能性消化不良
    - 腹胀伴有大便异常——伴有腹泻多见于急性肠炎、吸收不良综合征、乳糖不耐受、消化不良、肠易激综合征等疾病；伴有便秘常见于习惯性便秘、肠梗阻、甲状腺功能减退、结肠癌等疾病
    - 腹胀伴有肛门排气增多——多见于食用易产气食物后及肠易激综合征
    - 腹胀伴有女性白带异常——多见于子宫内膜炎、盆腔炎等妇科炎症及内分泌紊乱等
    - 腹胀伴有发热——多见于结核性腹膜炎、肠道感染性疾病，如急性肠炎、肠伤寒、肠结核等
    - 腹胀伴有腹腔积液（腹水）——多见于心力衰竭、肝硬化、肾病综合征、腹腔脏器破裂出血、异位妊娠及腹腔内肿瘤等
    - 腹胀伴肿物——多见于腹腔内肿瘤，如肝癌、胰腺癌、卵巢癌等，以及脾大、肾积水等疾病
- 诊断
  - 既往史、一般资料
  - 诱因
    - 近期外伤史
    - 饮酒进食油腻食物等
  - 腹胀特点
    - 起病方式
    - 部位
    - 放射到的部位
    - 性质节律
    - 程度
    - 相关因素
      - 加重、缓解因素
      - 运动、体位关系
  - 伴随症状

- 腹胀
  - 常见疾病类型
    - 消化不良
      - 表现 —— 上腹部不适，饱胀感，嗳气，恶心，呕吐等
      - 治疗 —— 调整饮食习惯，少吃多餐，避免进食油腻食物，使用助消化药物（如消化酶）
    - 胃肠功能紊乱
      - 表现 —— 腹胀腹痛便秘或腹泻等
      - 治疗 —— 改善生活习惯，增加膳食纤维摄入，食用益生菌，必要时使用抗抑郁药或镇静剂
    - 胃肠道感染
      - 表现 —— 腹胀，腹泻，发热，恶心，呕吐等
      - 治疗 —— 补充水分和电解质，使用抗生素（细菌感染）
    - 肠易激综合征
      - 表现 —— 腹胀，腹痛，便秘或腹泻，排便后症状缓解
      - 治疗 —— 饮食管理，避免进食刺激性食物，使用解痉药、泻药或止泻药
    - 胃炎
      - 表现 —— 上腹部不适饱胀，恶心，呕吐等
      - 治疗 —— 根除幽门螺杆菌，使用抗菌药、胃黏膜保护剂等
    - 胃食管反流病
      - 表现 —— 胸骨后烧灼感，反酸，腹胀等
      - 治疗 —— 改变饮食习惯，避免进食后立即躺下，使用质子泵抑制剂或H_2受体拮抗剂
    - 乳糖不耐受
      - 表现 —— 食用乳制品后腹胀腹泻
      - 治疗 —— 用乳酸菌素片、益生菌胶囊、益生菌粉等药物进行治疗，规律饮食、定时定量进餐，避免空腹饮奶，控制乳糖摄入量，适当进行体育锻炼
    - 肝脏疾病
      - 表现 —— 腹胀、腹水、黄疸、乏力等
      - 治疗 —— 针对病因治疗，限制钠盐摄入、使用利尿剂，严重时可能需要肝脏移植
    - 胰腺炎
      - 表现 —— 上腹部剧烈疼痛可放射至背部，腹胀，恶心，呕吐等
      - 治疗 —— 禁食，静脉输液，使用抗生素和镇痛药，严重时可能需要手术治疗
    - 肠道阻塞
      - 表现 —— 严重腹胀、腹痛，呕吐，便秘
      - 治疗 —— 通常需要紧急手术治疗
    - 肿瘤
      - 表现 —— 腹胀，腹痛，体重下降，贫血
      - 治疗 —— 根据肿瘤类型和阶段进行手术化疗，放疗或靶向治疗

- **好发人群**
  - 不吃早饭人群
  - 常暴饮暴食人群
  - 餐后运动人群
  - 生理功能衰退人群
  - 精神状态不佳人群
- **影响因素**
  - **药物因素**
    - 非甾体抗炎药物，如阿司匹林
    - 异烟肼、吡嗪酰胺
    - 铁剂、氯化钾、洋地黄制剂、茶碱类药物、硝酸盐类药物、钙通道阻滞剂
  - **环境因素**
    - 从低海拔地快速到达高海拔地，随着高度的上升气压会降低，我们胃肠道内的气体因气压降低而膨胀，从而导致腹胀，肛门排气也会增加
    - 进食后，乘坐长途汽车、火车时
  - **生活方式**
    - 进食速度过快、边走边吃、喝水使用吸管、常喝碳酸饮料、爱吃口香糖等
    - 进食后就躺下
    - 乳糖不耐受患者，喝牛奶后会出现腹胀
    - 长期处于精神紧张中，长此以往导致情绪低落、紧张抑郁，使消化功能减弱或引起胃酸分泌增多，引起腹胀

腹胀

治疗

物理治疗
- 遵医嘱根据病情进行胃肠减压、肛管排气等缓解腹胀症状
- 超短波疗法，其作用可改善胃肠部的血液循环，减轻胃肠胀气

药物治疗
- 遵医嘱给予消化酶、益生菌、胃肠道动力药等，以帮助改善消化功能
- 如果腹胀与腹水有关，可能需要利尿剂或其他药物治疗

- 护理
  - 评估与监测
    - 详细询问病史，包括饮食习惯、药物使用、既往疾病等
    - 进行全面的体格检查，包括腹部触诊、叩诊和听诊
    - 监测生命体征，特别是呼吸状况，因为腹胀可能会影响呼吸功能
    - 观察腹胀的程度、性质和变化，以及是否有伴随症状，如腹痛、恶心、呕吐、便秘或腹泻
  - 饮食管理
    - 建议患者采用小而频繁的餐次，避免过量进食
    - 提倡低脂肪、高纤维的饮食，以促进肠道蠕动
    - 避免摄入产生气体的食物和饮料，如碳酸饮料、豆类、洋葱、高纤维蔬菜等
    - 对于乳糖不耐受的患者，建议减少乳制品的摄入
  - 促进肠蠕动
    - 鼓励患者进行适量的运动，如散步、瑜伽或温和的腹部运动
    - 对于长期卧床的患者，定期翻身和进行被动运动，以防止肠道麻痹
  - 腹部护理
    - 指导患者进行腹部热敷或按摩，以缓解肌肉紧张和促进肠道蠕动
    - 对于肠胀气明显的患者，可以考虑使用肛管排气或鼻胃管抽吸减轻腹胀
  - 心理支持
    - 提供心理支持，帮助患者减轻焦虑和不适感
    - 教授患者放松技巧，如深呼吸、冥想等
  - 健康教育
    - 指导患者正确识别和避免腹胀的诱因
    - 教育患者如何通过饮食和生活方式的调整来管理腹胀
  - 随访与评估
    - 定期评估腹胀的症状和治疗效果
    - 根据患者的反应和病情变化调整护理计划：在实施上述护理措施时，护理人员应具备扎实的专业知识，能够根据患者的具体情况做出个性化的护理决策，并与医疗团队密切合作，确保患者得到全面、有效的治疗和护理

便秘：是一组（种）临床症状，表现为排便次数减少、粪便干硬和/或排便困难。偶发的便秘多因生活环境或工作节奏发生变化，或临时用药的不良反应，或受到刺激后情绪波动等所致；慢性便秘病程至少6个月，慢性便秘患者生活质量下降，可造成明显的经济和社会负担。按照表现，可分为慢传输型、出口梗阻型和混合型便秘。便秘往往是多因素所致，强调个体化综合治疗，通过评估，去除便秘相关的诱因或危险因素，调整生活方式、采取合理膳食、酌情根据不同的类型选用不同的通便药物。

便秘

- **分类**
  - **慢传输型** —— 便次少，便硬；肛门指诊空虚，全胃肠通过时间延长
  - **出口梗阻型** —— 排便费力费时、不尽感，需要手法辅助；肛门指诊直肠内粪淤积
  - **混合型** —— 同时具有上述两型表现
  - **与慢性便秘相关的功能性疾病** —— 功能性便秘、阿片引起的便秘、便秘型肠预激综合征、功能性排便障碍
- **病因**
  - 饮食不当、缺乏纤维素和水分
  - 缺乏运动，长时间久坐
  - 肠道疾病，如结肠炎，巨结肠等
  - 药物副作用，如某些抗抑郁药、抗胆碱能药物等
- **症状**
  - 排便次数减少、每周排便次数少于3次
  - 粪便干硬，排便困难，甚至需要用手辅助排便
  - 排便时肛门疼痛、坠胀、腹胀等不适

- **药物治疗**
  - 在医生建议下使用轻泻剂、润肠剂等药物治疗
  - 注意药物副作用，及时调整药物剂量
- **饮食调整**
  - 增加膳食纤维的摄入，如多吃蔬菜、水果、全麦面包等
  - 多喝水，保持肠道湿润
  - 避免食用过多油腻、辛辣、刺激性食物
- **运动锻炼**
  - 根据情况适当增加运动量，如散步、慢跑、瑜伽等
  - 避免长时间久坐，定时起身活动
  - 腹部按摩，促进肠道蠕动
- **心理调节**
  - 保持心情愉悦，避免焦虑、抑郁等情绪影响
  - 学会放松技巧，如深呼吸、冥想等
- **预防**
  - 养成定时排便的习惯
  - 避免长时间使用轻泻剂等药物，以免产生依赖性
- **注意事项**
  - 如出现便秘症状，及时就医检查，排除器质性疾病
  - 在使用药物治疗时，遵循医嘱，不自行增减药物剂量
  - 对于长期便秘患者，定期进行肠道检查，及时发现并治疗肠道疾病

多尿：是指成人尿量＞3L/d，儿童尿量＞2L/（m^2·d）。多尿发生病因多样，包括常合并神经精神疾病的精神性烦渴，药物因素如应用渗透性利尿剂、钠-葡萄糖协同转运蛋白2-抑制剂，疾病因素如糖尿病、高钙血症、尿崩症等。在治疗时应仔细询问病史，积极去除原发病因素，根据具体病因进行对症或对因治疗。护理对策包括指导患者准确记录出入量、合理用药指导、症状详估（疲乏、烦躁、头晕、食欲缺乏等）、心理指导及饮食指导等。

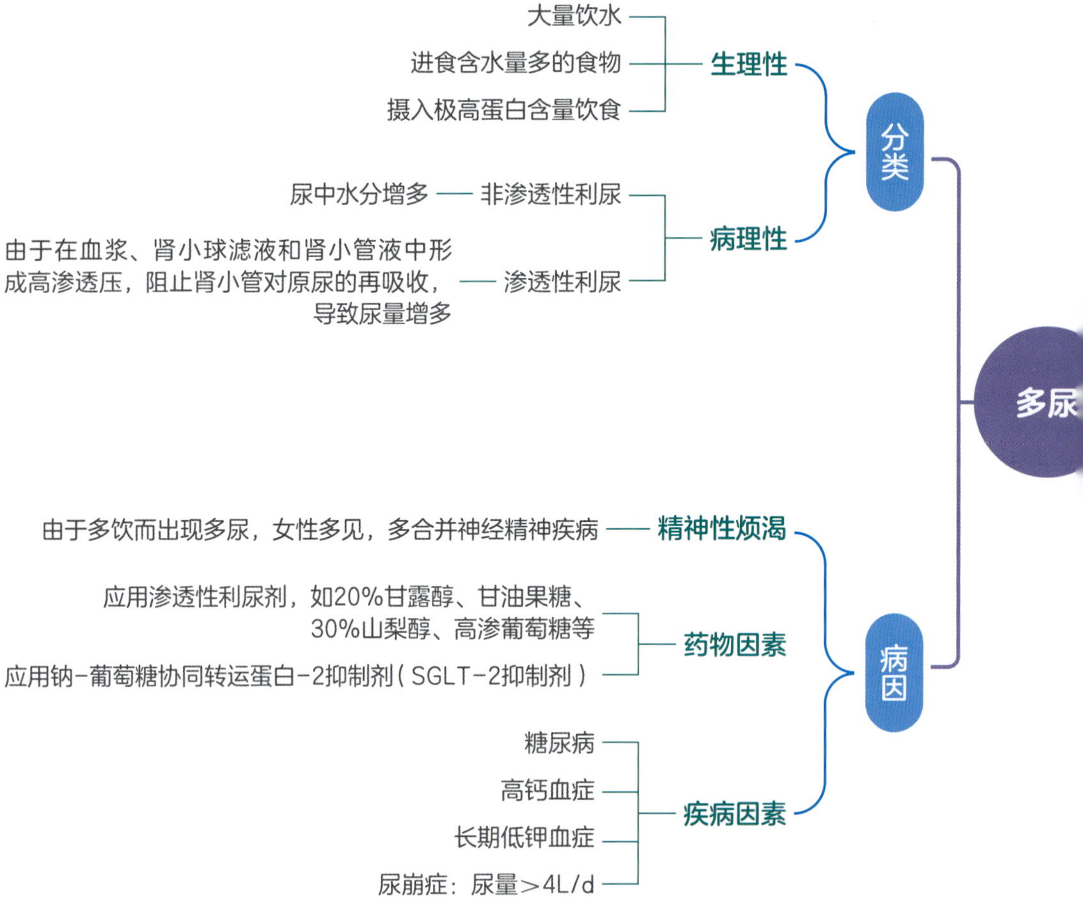

- 诊断
  - 症状——烦渴、多饮、多尿、尿色清等
  - 检查
    - 必要时评估腺垂体功能、垂体增强磁共振等
    - 尿崩症诊断试验
      - 禁水试验——鉴别尿崩症和精神性多饮
      - 加压试验——鉴别中枢性尿崩症和肾性尿崩症
  - 检验
    - 尿液——尿常规、尿量、尿渗透压、尿比重等
    - 血液——血清电解质、血浆蛋白、血钠、血氯、血渗透压等
- 治疗
  - 精神性烦渴——请心理医学科协助，积极祛除精神心理因素
  - 渗透性利尿——解除高渗病因，针对性地降糖、降钙治疗等
  - 尿崩症
    - 中枢性尿崩症
      - 对症治疗——醋酸去氨加压素片（弥凝）替代治疗，避免电解质失衡等
      - 对因治疗
        - 肿瘤性病变：放疗、化疗或手术治疗
        - 颅脑损伤：针对原发病处理及治疗
        - 脑血管疾病：针对原发病处理及治疗
    - 肾性尿崩症
      - 对症治疗
        - 饮食调整：限制咖啡、茶等高渗性饮料摄入，适当补充蛋白质、维生素等
        - 药物治疗：非激素类药物，推荐联合用药
      - 对因治疗
        - 肿瘤性病变：放疗、化疗或手术治疗
        - 肾脏病变：针对原发病处理及治疗

疼痛：是一种复杂的生理心理活动，是临床上最常见的症状之一。它通常是由组织损伤的伤害性刺激引起，包括伤害性刺激作用于机体所引起的痛感觉，以及机体对伤害性刺激的痛反应（如躯体运动性反应和/或内脏自主性反应），常伴随有强烈的情绪色彩。疼痛可作为机体受到伤害的一种警告，引起机体一系列防御性保护反应。疼痛的护理对策主要包括：正确评估疼痛程度，遵医嘱给予药物治疗；情绪疏导，减轻患者焦虑；营造舒适环境，减少外界刺激；密切观察病情变化，预防并发症；指导合适体位，减轻疼痛不适；以及提供心理支持，增强患者应对疼痛的信心。

- **疼痛**
  - **分类**
    - **按持续时间分**
      - 急性疼痛 —— 通常与体表或内部组织的损伤有关
      - 慢性疼痛
        - 持续存在超过三个月的疼痛
        - 可能在伤口愈合之后继续存在，涉及中枢神经系统的变化
    - **按疼痛来源分**
      - 外伤性疼痛 —— 源自身体的损伤（如切割、破裂或挫伤所引起的疼痛）
      - 炎症性疼痛 —— 当身体组织发生炎症时，炎症周围的神经末梢会对化学物质敏感化，从而产生疼痛（如关节炎、痛风或细菌感染等）
      - 中枢敏感化 —— 由中枢神经系统的异常处理疼痛信号引起的疼痛（如纤维肌痛和慢性疲劳综合征等）
      - 神经性疼痛 —— 由神经系统损伤引起的疼痛（如糖尿病神经病变或带状疱疹后神经痛）
      - 内脏疼痛 —— 源自内脏器官（如心绞痛或胃溃疡引起的疼痛）
      - 反射性交感神经营养不良 —— 复杂的疼痛状态，涉及神经和血管的异常反应
  - **发病机制**
    - 痛觉感受器激活
    - 痛觉传导路径
    - 中枢敏感化
    - 内源性疼痛调节

- **评估**
  - **数字评价量表** — 0～10分
  - **语言评价量表** — 四级：0级、Ⅰ级（轻度）、Ⅱ级（中度）、Ⅲ级（重度）
  - **视觉模拟评分** — 让患者在一条通常为10cm的直线上标记疼痛位置，左端为“无痛”，右端为“最剧烈疼痛”；再将标记点至左端的距离以mm或cm计分
  - **面部疼痛表情量表** — 从快乐到悲伤及哭泣的6个不同表现的面容
  - **McGill调查问卷** — 评价疼痛性质
- **治疗**
  - **原则**
    - 个体化
    - 安全有效
    - 良好的医患沟通
    - 降低与阿片类药物治疗相关的风险
  - **药物治疗**
    - 局部用药 — 外用非甾体抗炎药贴剂等
    - 全身用药（三阶梯）
      - 非甾体抗炎药类：阿司匹林等
      - 弱阿片类药物：可待因等
      - 强阿片类药物：吗啡等
  - **物理治疗**
    - 热疗和冷疗
    - 按摩和牵引
    - 电疗
    - 康复运动
  - **心理治疗**
    - 认知行为疗法
    - 放松训练 — 包括冥想、深呼吸和渐进式肌肉放松等技巧
  - **侵入性治疗**
    - 神经阻断 — 注射药物到特定的神经组织来阻断疼痛信号的传递
    - 椎间盘注射 — 在椎间盘中注射药物来减轻背痛和坐骨神经痛
    - 射频消融 — 使用热能破坏引起疼痛的神经纤维
  - **替代和补充疗法**
    - 针灸
    - 芳香疗法

意识障碍：是指人体对外界环境刺激缺乏反应的一种精神状态。任何原因引起高级神经中枢功能损害时均可出现意识障碍，表现为人体对自身及外界认识状态及知觉、记忆、定向、情感等精神活动不同程度的异常，严重者可威胁患者生命安全，故而医护人员需要及时并准确评估患者意识障碍程度，及时观察患者病情、保证患者安全、保持呼吸道通畅、给予营养支持、皮肤护理和心理护理。

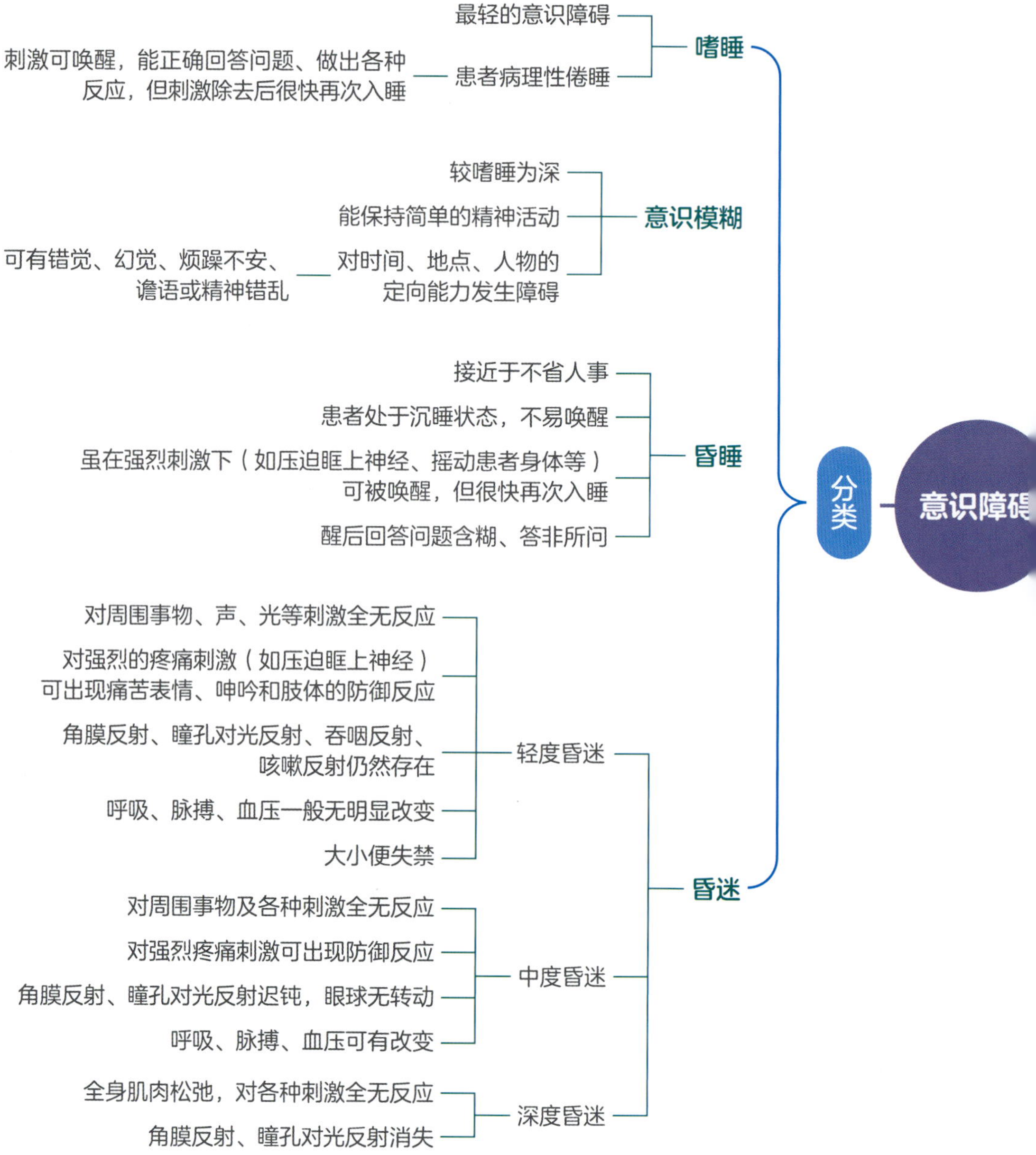

- 评估方法
  - 格拉斯哥昏迷量表（GCS）
    - 睁眼反应（E）
      - 4分：自动睁眼
      - 3分：呼之睁眼
      - 2分：疼痛刺激睁眼
      - 1分：疼痛刺激不睁眼
      - C分：眼肿、骨折等不能睁眼，“C”（closed）表示
    - 言语反应（V）
      - 5分：正常交谈
      - 4分：应答错误
      - 3分：言语错乱
      - 2分：言语难辨
      - 1分：正常可发声，但不发声
      - T分：气管插管或切开面无法正常发声，“T”（tube）表示
      - D分：有言语障碍史，“D”（dysphasic）表示
    - 运动反应（M）
      - 6分：依指令动作
      - 5分：能定位疼痛
      - 4分：疼痛刺激能躲避
      - 3分：刺痛肢体有屈曲反应
      - 2分：刺痛肢体有过伸反应
      - 1分：无反应
    - 评分标准
      - 15分意识清楚
      - 12～14分轻度意识障碍
      - 9～11分中度意识障碍
      - 3～8分昏迷

- 意识障碍
  - 护理
    - 病情观察
      - 一旦发现异常情况，应及时报告医生并采取相应处理措施
        - 意识水平 —— 通过观察患者的反应、对刺激的反应程度及言语能力来评估患者的意识水平
        - 定向力 —— 评估患者对时间、地点、人物的定向能力，了解患者是否能够准确回答相关问题
        - 情感反应 —— 观察患者的面部表情、肢体动作及言语表达，评估患者的情感反应是否正常
        - 生命体征 —— 监测患者的体温、脉搏、呼吸、血压等生命体征，了解患者的整体状况
    - 安全护理
      - 避免跌倒、坠床等意外事件的发生。必要时使用床档、约束带等保护措施

- **护理（续）**
  - **保持呼吸道通畅**
    - 备负压吸引装置、口咽通气道、吸痰管等，防止误吸的情况发生
    - 定期为患者翻身、拍背，促进排痰
    - 对于需要机械通气的患者，做好呼吸机管理和维护
    - 向患者及家属进行相关宣教
  - **营养支持**
    - 根据医嘱予患者相关饮食
    - 对于无法进食的患者，根据医嘱可通过静脉输液或鼻饲等方式提供营养
  - **皮肤护理**
    - 保持患者皮肤清洁干燥
    - 定期更换床单、衣物等
    - 长期卧床患者，定时更换体位
  - **心理护理**
    - 关注患者的心理需求，与患者建立信任关系
    - 通过沟通、安慰等方式缓解患者的焦虑、恐惧等不良情绪

抽搐：是指不随意运动的表现，是神经—肌肉疾病的病理现象，表现为横纹肌的不随意收缩。其发生原因多样，包括高热、癫痫、破伤风、狂犬病、缺钙等都可引起抽搐。抽搐在临床上可表现为惊厥、强直性痉挛、肌阵挛、震颤、舞蹈样动作、肌束颤动、习惯性抽搐等。抽搐可带来诸多严重临床问题，如骨折、颅脑神经损伤、舌咬伤、呼吸暂停等。护理对策包括对患者抽搐时的评估及观察要点、及时给予保护性约束，保持气道通畅，遵医嘱合理用药，并及时告知患者及家属抽搐相关知识，避免相关诱发因素。

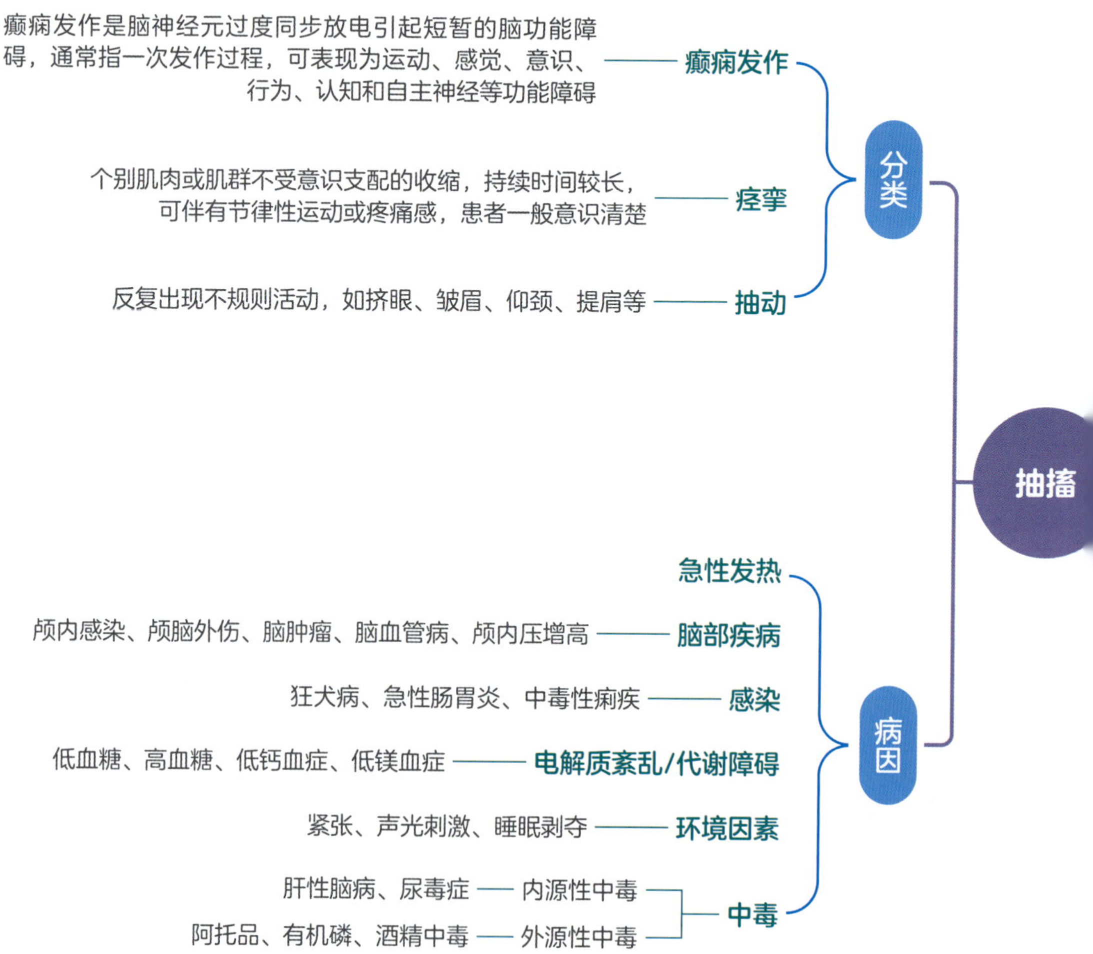

临床表现

强直-阵挛性抽搐：突然意识丧失，头后仰或转向一侧，眼球向上或转向一侧，四肢强直，持续10～20秒，继而全身转为一张一弛的阵挛性抽搐，持续1～2分钟。发作中由于呼吸肌突然强直，患者可发出尖叫、呼吸暂停、面唇发绀、瞳孔散大、尿便失禁。发作后转入昏迷状态

局限阵挛性抽搐：一般无意识障碍，局部出现阵挛性抽搐，多见于口角、眼睑、手指或足部，持续时间多较短暂，也可长达数小时或数日

抽搐持续状态：强直-阵挛性抽搐或局限阵挛性抽搐连续发作，发作期间有意识障碍，发作间隙越来越短，体温升高，需采取紧急措施在2小时内控制发作

专科检查

体格检查：生命体征评估，注意意识水平，重点行神经系统查体，合并内科疾病时需行相关的重点查体

辅助检查：
- 血常规、血气分析、血生化、肝肾功能、电解质、血氨、血糖
- 脑脊液检查
- 心电图、脑电图
- 头颅CT或MRI

治疗

体位：立即平放，头偏向一侧并略向后仰，颈部稍抬高，将患者领带、皮带、腰带等松解

保持呼吸道通畅：迅速清除口鼻咽喉分泌物与呕吐物，防止误吸，保证呼吸道通畅与防止舌后坠，遵医嘱给氧

防止跌倒、撞伤、舌咬伤：防止患者在剧烈抽搐时与周围硬物碰撞致伤，绝不可用强力把抽搐的肢体压住，以免发生骨折

建立静脉通路：纠正酸碱平衡失调和电解质紊乱

控制抽搐：首选地西泮，也可考虑咪达唑仑、苯巴比妥等（需结合病因）

对因治疗：积极治疗原发病

低血糖：是一组多种病因引起的以静脉血浆葡萄糖（简称血糖）浓度过低，临床上以交感神经兴奋和脑细胞缺氧为主要特点的综合征。其诱因多样，包括未按时进食、进食过少、运动增加、胰岛素及胰岛素促泌剂的应用或血糖控制目标过严等。低血糖不仅会导致心悸、焦虑、出汗、头晕、手抖、抽搐等不适症状，甚至会出现生命危险。护理对策包括评估患者血糖情况，尤其是夜间低血糖常难以发现，因此应加强血糖监测，做到早识别、早处理。若患者发生低血糖应立即补充葡萄糖或含糖食物，并积极配合医生查找病因，以避免低血糖的发生，提高患者生活质量。

低血糖

病因

- **未按时进食，或进食过少**——患者应定时、定量进餐，如果进餐量减少则相应减少降糖药物剂量，有可能误餐时应提前做好准备
- **呕吐、腹泻**——呕吐、腹泻可使机体能量（尤其是碳水化合物）摄入减少，从而诱发低血糖
- **酒精摄入，尤其是空腹饮酒**——酒精能直接导致低血糖，应避免酗酒和空腹饮酒
- **运动增加**——根据患者病情和身体素质选择适合自己的运动方式，运动前应增加额外的碳水化合物摄入，预防低血糖发生
- **自主神经功能障碍**——糖尿病患者常伴有自主神经功能障碍，自主神经功能障碍影响机体对低血糖的调节能力，增加发生严重低血糖的风险
- **肝、肾功能不全**——合并肝、肾功能不全的糖尿病患者易发生低血糖，与肝、肾功能不全引起食欲缺乏及糖异生能力降低等因素有关
- **胰岛素及胰岛素促泌剂的应用**——胰岛素及胰岛素促泌剂可诱发低血糖，故使用这些药物应从小剂量开始，逐渐增加剂量，并做好血糖监测
- **血糖控制目标过严**——严格的血糖控制会增加低血糖的风险，并且严重低血糖可能与患者死亡风险增加有关，因此，对有低血糖尤其是严重低血糖或反复发生低血糖的糖尿病患者除调整治疗方案外，还应适当放宽血糖控制目标

- **临床表现**
  - 出汗、颤抖、心悸、四肢无力、视物模糊、饥饿感、意识改变
- **紧急处理**
  - **评估患者情况**
    - 评估患者是否有心悸无力等低血糖征兆
    - 使用血糖仪进行血糖检测，确认是否低于相应数值
  - **干预措施**
    - 当血糖<3.9mmol/L，且神志清楚时
      - 遵医嘱快速给予15g可吸收的碳水化合物
        - 如4块葡萄糖片、半杯果汁或1盒脱脂牛奶
      - 监测患者的反应，每15分钟重新检测血糖，直至血糖恢复至安全范围
    - 当血糖<2.8mmol/L，且患者神志改变时
      - 遵医嘱给予50%葡萄糖20～40ml缓慢静脉推注
      - 观察患者神志是否恢复，及时通知医生
      - 复测血糖，遵医嘱正确处理
  - **后续处理**
    - 一旦患者的血糖恢复正常，提供含碳水化合物和蛋白质的小食
      - 如半片全麦面包配花生酱
    - 协助医生调整患者的药物治疗计划，特别是胰岛素或口服降糖药的剂量和时间
  - **记录与宣教**
    - 安抚患者，卧床休息，减少活动，预防跌倒
    - 详细记录低血糖发作的情况和处理过程
      - 包括血糖值、给予的食物/药物、患者的反应等
    - 讲解低血糖的预防、识别和自我处理方法

头晕：是患者常用来叙述症状的一个非特异性表达。包括眩晕、晕厥前、失衡和非特异性头重脚轻。该定义已约定俗成并长期应用于临床，且为绝大多数临床医师所熟悉并应用。最常见病况包括：眩晕、非特异性头晕、不平衡和晕厥前兆。不同病因所致头晕的患者比例：大约40%为外周前庭功能障碍；10%为中枢脑干前庭病变；15%为精神障碍；25%为其他问题，如晕厥前兆

- **头晕**
  - **分类及病因**
    - **眩晕**
      - 周围性眩晕（耳性眩晕）——梅尼埃病、迷路炎、前庭神经炎、药物中毒、位置性眩晕、晕动病等导致
      - 中枢性眩晕（脑性眩晕）——颅内血管病、颅内占位性病变、颅内感染性疾病、颅内脱髓鞘疾病及变性疾病、癫痫、脑震荡、脑挫伤、脑寄生虫等
      - 全身疾病性眩晕——心血管疾病、血液病、中毒性疾病
      - 眼源性眩晕——眼病、屏幕性眩晕
      - 神经精神性眩晕——见于神经症、更年期综合征、抑郁症等
    - **非特异性头晕**——精神障碍可能是非特异性头晕的主要原因。非特异性头晕有时与过度通气相关。晕厥前兆或眩晕患者也可能表现为非特异性头晕。没有体征对非特异性头晕患者有诊断意义
    - **不平衡感**——周围神经疾病、干扰步态的肌肉骨骼疾病、前庭疾病、小脑疾病和/或颈椎病均可导致不平衡
    - **晕厥前兆**——存在心脏疾病的病史提示晕厥前兆，包括心律失常（心动过速或心动过缓）、冠状动脉性心脏病和充血性心力衰竭
  - **临床表现**
    - **眩晕**——许多患者难以把眩晕症状用言语表达出来。另外，一些血管迷走性或心源性疾病导致晕厥前兆的患者可能将头晕描述为旋转感。持续时间不会超过数周。有些眩晕是自发的，有些是由改变头部位置或中耳压力的动作诱发的（如咳嗽、打喷嚏或Valsalva动作）。头部活动可以使所有类型的眩晕加重。通常都伴有眼球震颤和姿势不稳定。眩晕患者常常在走路、站立甚至无支撑坐位时难以维持稳定的挺直姿势，尤其是症状急性发作时。耳部受累症状强烈提示眩晕为周围性的，但不伴听力损失并不能排除周围性眩晕
    - **非特异性头晕**——患者往往难以描述非特异性头晕的特点，或许仅强调“我就是头晕”。患者可能会接受“头昏”或“头晕眼花”的描述，但也可能接受晕厥或旋转感
    - **不平衡感**——指活动中有站立不稳，或运动不稳的头晕症候。主要发生在行走时。慢性头晕或不平衡可导致严重的身体和社会功能损害，在老年人中尤为突出
    - **晕厥前兆**——晕厥前兆是晕厥或接近晕厥的前期表现，比晕厥更常见，通常持续数秒钟到数分钟。指晕厥前发生的头昏沉、眼前发黑、胸闷、心悸、乏力症状

和不平衡。大约10%的患者不能明确诊断。头晕可带来严重的临床问题，如跌倒、坠床等不良事件，严重影响患者的生活质量。护理对策包括配合医生做好患者疾病的特异性治疗、对症治疗、前庭康复治疗、精神障碍心理治疗等。医务人员须在头晕发生后迅速评估患者状况，给予及时有效的治疗和护理，以提高患者的预后或临床结局。

- **诊断**
  - **体格检查内容**：症状随体位变化、直立性血压和脉搏变化、步态的观察和眼球震颤的检测
  - **标准化心理测验**：大部分精神障碍患者在应用了诊断访谈量表后发现
  - **临床医生开放式提问初判断**：通过开放式的提问、聆听患者对症状的描述及通过针对性的问题获得其他信息，确定发病的时间进程、诱因和恶化因素、同时伴发症状、患者年龄、先前存在的疾病及查体明确诊断
- **治疗**
  - **发生头晕的应急处理**
    - 避免跌倒，减少不良事件发生，应将头晕、眩晕引起跌倒的可能性提前告知患者和/或照护者，可鼓励患者记录头晕、眩晕病史日记，应评估头晕及眩晕感受、诱发因素、持续时间和强度、性质、相关症状、缓解办法，应指导患者头晕及眩晕时及时蹲下或扶靠牢固稳定物体
    - 急性期注意休息，避免声光刺激，减少头部位置变化，以免加重症状
    - 心理教育及心理调适，详细告知患者精神心理因素对头晕的影响，了解心身关系，消除精神紧张情绪。运用认知行为治疗、人际心理治疗、接纳与承诺疗法、正念疗法等方法予患者改善症状
  - **疾病特异性治疗**：某些病例通过治疗基础疾病可改善眩晕
  - **对症治疗**：给予药物治疗以抑制前庭症状，是减轻持续至少数小时或数日的眩晕急性发作的最佳方式。可用于抑制前庭系统和/或减少相关恶心呕吐的药物有三大类：抗组胺药物、苯二氮䓬类药物、镇吐药
  - **前庭康复**：能促进单侧或双侧永久性外周前庭功能减退患者的恢复。虽然尚不清楚前庭康复对中枢性前庭疾病是否有帮助，但是初步证据提示它可能有益。可通过大多数理疗科或头晕门诊为此类患者安排转诊
  - **精神障碍共病治疗**：对于存在显著精神症状的患者，考虑进行精神科治疗和/或转诊是合理的做法

皮肤瘙痒：是一种普遍且复杂的皮肤症状，表现为局部或全身皮肤出现瘙痒感。通常伴随着搔抓的动作，有时还会出现红肿、皮肤干燥等情况。皮肤瘙痒作为一种主观感觉，其发生机制涉及复杂的神经生理过程。瘙痒的发生因素包括生理性衰老、慢性疾病、药物副作用、环境因素及心理社会因素等，这些因素共同作用于人体的皮肤和神经系统，导致瘙痒的发生和持续，瘙痒不仅导致身体不适，还会影响生活质量。护理对策主要包括：皮肤屏障的保护、避免变应原的接触、外用药物治疗及口服药物治疗等。

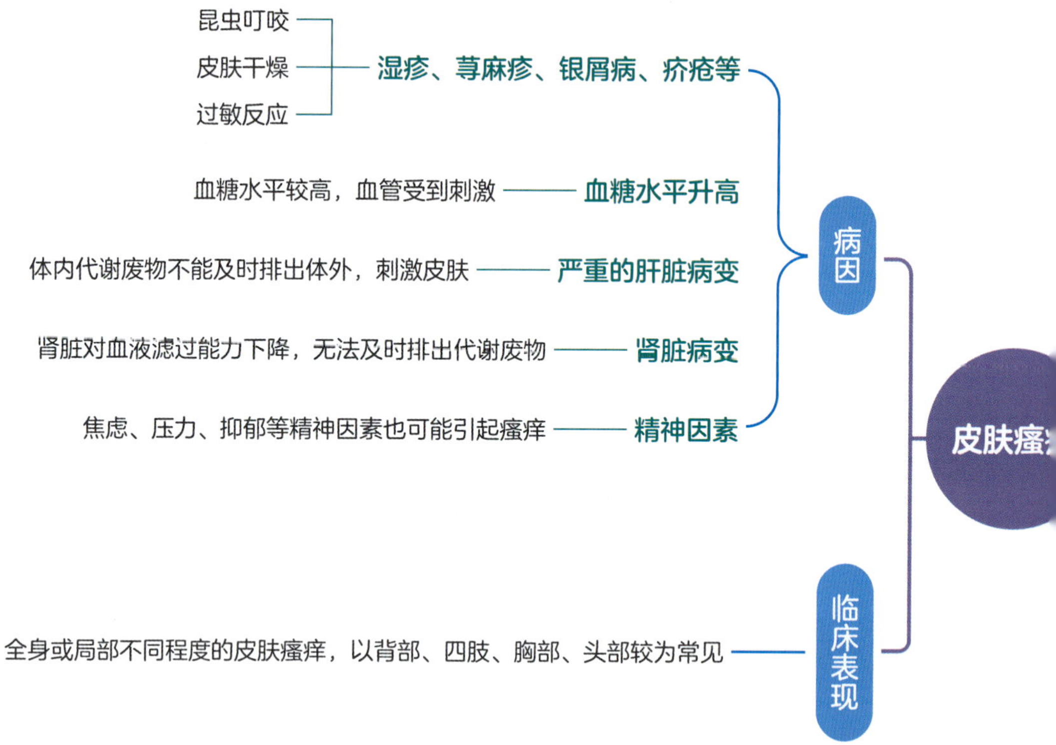

- 治疗
  - 透析治疗
    - 充分透析——遵医嘱适当增加高通量透析、血滤、血液灌流等，清除体内中大分子毒素，降低毒素水平，减少对皮肤感受器的刺激
    - 控制钙磷代谢紊乱——减少体内磷的水平，限制磷的摄入，餐中嚼服磷结合剂
    - 预防透析器过敏反应——尝试更换透析相容性更好的透析器，或在透析开始前使用地塞米松等药物冲洗管路，减少过敏反应的发生
  - 辅助治疗
    - 紫外线治疗——抑制炎症细胞功能
    - 中医辅助治疗——针灸、拔罐、芳香疗法等
  - 心理治疗——减轻压力缓解症状
- 护理
  - 皮肤护理
    - 洗澡时水温适宜，避免使用碱性香皂
    - 洗完澡及时涂抹保湿乳液
    - 定期清洁皮肤
  - 适当补充有利于皮肤的营养素
    - 维生素A和维生素E具有抗氧化、抗炎的作用
    - 维生素C可以促进皮肤细胞的代谢和修复
    - 适当摄入富含ω-3脂肪酸的食物

皮肤溃烂：一般指局限性皮肤组织缺损，是以皮肤溃疡为主要临床表现、长期不能愈合为临床特征，皮肤组织缺损、液化、感染坏死的一种体表疾病。病因包括感染、身体长期受压、血管病变等。以药物治疗为主，必要时手术治疗。由于疮面难以愈合且消耗甚大，给患者造成了很大的心理压力和经济损失，严重影响患者的身体健康及生活质量。护理对策包括遵医嘱对因处理、皮肤护理，包括创面保护和保湿、良好的局部制动、抬高患部等，同时给予高蛋白、高热量、高纤维素的饮食，提高患者的免疫力，注意心理护理。

皮肤溃烂

- **症状**
  - 皮肤溃疡最常表现为皮肤损伤、伤口炎症、皮肤坏死三大特点
    - 皮肤损伤：患者皮肤损伤可深达皮下肌肉组织，早期阶段表现为皮肤颜色发生改变，并伴有瘙痒或疼痛
    - 伤口炎症：当病变部位的皮肤破损后，中心区域会形成类似火山口的凹陷，四周则有明显的肿胀和炎症反应，隆起高出皮肤平面。破损处可能有透明的组织液或血液、脓液流出
    - 皮肤坏死：皮肤溃疡组织常有不同程度的坏死，坏死区域的颜色可能会变成黑紫色。由于溃疡部位的局部皮肤组织受损严重，因而修复、愈合的过程较为缓慢，且患者的溃疡部位愈合后很可能会留有瘢痕
  - 疼痛、肿胀、感觉瘙痒或有烧灼感
  - 皮疹、发红、皮肤颜色改变（如褐色、紫色）
  - 皮肤干燥、脱屑、成痂
  - 溃疡周围皮肤肿胀、溃疡局部和周围疼痛或压痛
  - 溃疡有渗出，血性、清亮或脓性
  - 溃疡附近毛发缺失、溃疡局部有异味
- **诊断**
  - **单纯疱疹**：根据好发于皮肤黏膜交界处的簇集性水疱及易复发等特点，一般可作出诊断。必要时结合实验室检查，做带状疱疹病毒学检查（如PCR）等可快速诊断
  - **带状疱疹**：根据好发于一侧头面部、躯体或肢体皮肤呈带状分布的簇集性水疱、伴有疼痛等特点，可作出诊断。必要时结合实验室检查，做带状疱疹病毒学检查（如PCR）等可快速诊断
  - **脓疱疮**：依据发病季节、临床特点、有传染性等容易诊断。疮面、脓液细菌培养出金黄色葡萄球菌或/和溶血性链球菌能明确诊断

- **诊断（续）**
  - **痈**：多发生于颈、背、臀和大腿等处。皮损开始为弥漫性炎性硬块，表面紧张发亮，界限不清，迅速向四周及皮肤深部蔓延，继而化脓、中心软化坏死，表面出现多个脓头，脓头脱落后留下多个带有脓性基底的深在性溃疡，外观如蜂窝状。根据病史和临床表现，皮损处革兰染色和细菌培养可支持诊断
  - **淤滞性皮炎**：一种因下肢静脉功能不全导致血液淤积引发的慢性炎症性皮肤病，特征为皮肤红肿、瘙痒及色素沉着，根据超声检查或/和结合血栓病史一般可确诊
  - **压力性损伤**：多发于受压的骨突部位，如骶尾骨、足外踝、足跟等，受压后局部皮肤呈苍白、灰白或青红色，轻度水肿，境界清楚，自觉有麻木或触痛感；如病情发展，表皮呈紫黑色，可出现水疱，破溃后形成溃疡；如果不及时处理，溃疡可逐渐加深至肌肉、骨或关节。表面可形成坏疽。根据好发部位和典型皮损诊断
- **好发人群**：常见于糖尿病、心脏病、高血压、下肢静脉曲张、化脓性关节炎、化脓性骨髓炎等疾病的人群。也可见于皮肤屏障功能受损或处于较易受损状态的人群，如幼年或老年、外伤或文身者。接触病原微生物较多的人群，如久居湿地或热带、个人卫生习惯较差等，均容易出现皮肤溃烂
- **治疗目标**：缓解疼痛、加速恢复和愈合伤口
- **治疗**
  - **单纯疱疹和带状疱疹**：以抗病毒为主，治疗原则是缩短病程、防止继发细菌感染和全身播散、减少复发和传播机会。包括外用药物和系统药物治疗
  - **脓疱疮**：以外用药物治疗为主，皮损泛发或病情严重患者可辅以系统药物治疗
  - **痈**：早期未化脓可外用20%鱼石脂软膏、3%碘酊、莫匹罗星软膏。当皮损较大或反复发作、皮损周围伴有蜂窝织炎、局部治疗无效时，需系统治疗
  - **淤滞性皮炎**
    - 患者应卧床休息并抬高患肢，促进静脉回流
    - 根据具体情况给予相应的外用药物；有溃疡形成时可用生理盐水清洗后外用抗感染药物，局部物理治疗可促进愈合。溃疡面有脓性分泌物时（尤其是出现蜂窝织炎时）应全身使用抗生素
    - 对上述治疗无效或反复发作者，可行静脉曲张根治术

皮肤溃烂

治疗（续）

压力性损伤

- 一旦发生，应避免再次受压，促进局部血液循环，加强创面处理，预防感染
- 压力性损伤初期时，要解除压力、减压，可采用水胶体敷料、泡沫敷料
- 注意防止皮肤干燥，可选择赛肤润液体辅料外用（禁止按摩），也可适量涂以甘油或液状石蜡。小溃疡要清除坏死组织，预防控制感染，可外用藻酸盐银离子敷料填塞，大溃疡必要时需行外科清创术

急性放射性皮炎

- 保护受损皮肤，避免局部刺激
- 红肿显著时可用扑粉和振荡剂
- 渗出明显时可用3%硼酸溶液湿敷
- 无明显渗出时可外用糖皮质激素霜剂
- 对于长期不愈合的深溃疡，到创面修复科治疗，必要时行手术切除

慢性放射性皮炎

- 保护和保湿为主，应避免破损，可外用保护性软膏；出现溃疡可用冷湿敷，可同时加用理疗以促进愈合，同时防止继发感染

过敏性皮肤溃烂

- 根据皮损严重程度及分期选择合适的外用药物剂型
- 有少量渗液可外用氧化锌油，有明显渗液时可用3%硼酸溶液冷湿敷
- 亚急性期无渗液时可外用糖皮质激素霜剂，有少量渗液时可外用糖皮质激素糊剂或氧化锌油
- 感染时可外用抗生素如莫匹罗星软膏，慢性期可外用糖皮质激素软膏

糖尿病皮肤溃烂

- 主要在于预防和治疗糖尿病，对于皮肤病变主要是对症治疗，如外用止痒药物，破溃的皮肤预防和治疗感染

护理

- 抗生素治疗感染
- 局部伤口治疗如清创、敷料、霜/膏、抗菌剂等
- 抗凝或抗血小板药物来防止血栓
- 压力治疗，如压力袜或绷带
- 使用矫形器或假肢帮助恢复或增强正常的生活活动
- 一些难愈合的伤口往往需要较长时间的治疗才能愈合，但最关键的是解决影响伤口愈合的因素，如合并症、营养、血液循环等